上海市"劳模创新工作室"
钱叶长肺病学创新工作室

支气管哮喘
中西医结合防治手册

主编 钱叶长 吴先正

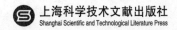
上海科学技术文献出版社
Shanghai Scientific and Technological Literature Press

图书在版编目（CIP）数据

支气管哮喘中西医结合防治手册/钱叶长，吴先正主编．
—上海：上海科学技术文献出版社，2019
ISBN 978-7-5439-7857-7

Ⅰ.①支… Ⅱ.①钱…②吴… Ⅲ.①哮喘—中西医结
合—防治—手册 Ⅳ.① R562.2-62

中国版本图书馆 CIP 数据核字 (2019) 第 067666 号

责任编辑：付婷婷
封面设计：袁 力

支气管哮喘中西医结合防治手册
ZHIQIGUANXIAOCHUAN ZHONGXIYI JIEHE FANGZHI SHOUCE
主编 钱叶长 吴先正
出版发行：上海科学技术文献出版社
地 址：上海市长乐路 746 号
邮政编码：200040
经 销：全国新华书店
印 刷：常熟市人民印刷有限公司
开 本：720×1000 1/16
印 张：18.5
字 数：263 000
版 次：2019 年 5 月第 1 版 2019 年 5 月第 1 次印刷
书 号：ISBN 978-7-5439-7857-7
定 价：58.00 元

http://www.sstlp.com

内容提要

支气管哮喘（简称哮喘）是常见的慢性呼吸道疾病，也是一种能够控制的疾病。本书介绍了哮喘的基础知识、定义、易患因素、发病机制、临床表现、并发症、诊断依据和鉴别诊断、治疗与进展、儿童和老年哮喘的诊治特点、中医和中西医结合防治方法、自我管理以及预防与保健等。内容深入浅出，通俗易懂，适合基层医务人员以及哮喘患者阅读。

编委会名单

（名次不分先后，按姓氏笔画排序）

丁　任　上海市宝山区中西医结合医院（上海中医药大学附属曙光医院宝山分院）

丁　薇　上海市浦东新区浦南医院

马　伟　上海市宝山区中西医结合医院（上海中医药大学附属曙光医院宝山分院）

王　瑾　上海市静安区市北医院

王　霞　上海市宝山区中西医结合医院（上海中医药大学附属曙光医院宝山分院）

王众福　上海市宝山区中西医结合医院（上海中医药大学附属曙光医院宝山分院）

王振伟　上海中医药大学附属岳阳中西医结合医院

王黎铭　上海市徐汇区中心医院

艾志勇　上海中冶医院

石克华　上海市中医医院

石宝平　上海市宝山区仁和医院

申燕华　上海市宝山区中西医结合医院（上海中医药大学附属曙光医院宝山分院）

包　红　上海市浦东医院

朱小川　上海市第八人民医院

危　蕾　上海市宝山区中西医结合医院（上海中医药大学附属曙光医院宝山分院）

刘芳英　上海市宝山区中西医结合医院（上海中医药大学附属曙光医院宝山分院）

许秀春　上海中冶医院

孙跃喜　上海市同济医院（同济大学附属同济医院）

李　莉　上海市宝山区中西医结合医院（上海中医药大学附属曙光医院宝山分院）

李星晶　上海市第一人民医院宝山分院

杨佩兰　上海中医药大学附属岳阳中西医结合医院

吴先正　上海市同济医院（同济大学附属同济医院）

吴钱飞　上海市崇明区长兴镇社区卫生服务中心

余文凯　安徽省桐城市人民医院

张　炜　上海中医药大学附属曙光医院

张秀莲　上海市宝山区中西医结合医院（上海中医药大学附属曙光医院宝山分院）

张院辉　上海中医药大学附属岳阳中西医结合医院

张铁锋　上海交通大学医学院附属仁济医院宝山分院

张善芳　上海市宝山区中西医结合医院（上海中医药大学附属曙光医院宝山分院）

陈　娟　上海市宝山区中西医结合医院（上海中医药大学附属曙光医院宝山分院）

陈　麒　上海中医药大学附属曙光医院

陈海华　上海市静安区市北医院

陈雅芳　上海市宝山区中西医结合医院（上海中医药大学附属曙光医院宝山分院）

杭　宇　上海市宝山区中西医结合医院（上海中医药大学附属曙光医院宝山分院）

周　华　上海中医药大学附属曙光医院

周　超　上海市浦东新区周浦医院

赵云峰　上海市浦东新区浦南医院

荣爱红　上海市同济医院（同济大学附属同济医院）

洪　燕　上海市第八人民医院

贾　维　上海中医药大学附属上海市中西医结合医院

钱叶长　上海市宝山区中西医结合医院（上海中医药大学附属曙光医院宝山分院）

钱瑜琳　上海市宝山区罗店医院

徐贵华　上海中医药大学附属曙光医院

黄海茵　上海中医药大学附属岳阳中西医结合医院

章　芃　安徽省桐城市人民医院

揭志军　复旦大学附属上海市第五人民医院

程克文　上海市宝山区仁和医院

储德节　上海市第八人民医院

鲁立文　上海市奉贤区中心医院

戴国兴　上海市同济医院（同济大学附属同济医院）

致谢：本书承蒙上海市"劳模创新工作室"——钱叶长肺病学创新工作室（上海市总工会，2016 年 12 月，编号：143）全体成员参与编写并赐稿，特致谢！

序

支气管哮喘（简称哮喘）是常见的慢性呼吸道疾病，近20年来，我国哮喘的发病率持续增加。

哮喘是遗传因素与环境因素共同作用的结果，是一种多基因遗传病，其中过敏体质与本病关系密切。哮喘的发生取决于内因与外因两方面，前者为宿主因素，后者为环境因素。哮喘与遗传有一定的关系。已有证据证明哮喘发病具有家族性。具有哮喘或过敏症家族史的患者患哮喘的概率显著高于普通人群。大部分患者都是在孩提时代或青少年时期开始患病，亦有少数在中年或老年才开始发病。需要注意的是，有些环境因素，如尘螨、花粉等既可作为致病因素引起哮喘的发病，又可以引起哮喘的急性发作。

认识不足和治疗不规范是导致哮喘反复发作的最大障碍，要提高哮喘的临床控制率，迫切需要提高广大医务人员和患者对哮喘的认识。

据最近调查，我国哮喘患病率在2%左右，而得到正确预防和治疗的，仅为少数，所以哮喘防治知识亟待普及。过去认为，哮喘是气道的收缩痉挛，现在发现哮喘是一种气道的慢性炎症性疾病。由于概念的更新，治疗策略也发生了改变，其重点放在预防上，最主要的预防办法是要长期使用抗炎药物治疗，如吸入含激素的药物、口服抗白三烯药物等，使用这种正确方法可使80%以上的患者病情得到完全控制或良好控制。

尽管哮喘不能根治，但通过规范的治疗方案，绝大多数哮喘患者可以没有哮喘症状，像正常人一样有正常的肺功能，不影响工作和学习。

长期、规范、个体化是哮喘治疗的原则，贯穿于哮喘治疗的整个过程。患者要提高自我管理的能力，学会正确使用药物，学会使用峰流速仪检测肺功能，学会如何早期识别急性发作先兆。同时经常与医生沟通，讨论病情和调整治疗方案，只有这样才能很好地达到控制哮喘的目标。

在哮喘的防治工作中，上海市宝山区中西医结合医院（上海中医药大学附属曙光医院宝山分院）钱叶长主任医师、上海市同济医院（同济大学附属同济医院）吴先正主任医师及其团队做了大量卓有成效的工作。他们结合自己丰富的临床实践并组织相关中青年专家共同编写了《支气管哮喘中西医结合防治手册》一书，充分反映了他们在防治哮喘工作中所取得的成绩，必将对促进哮喘的防治工作起到很大的推动作用。

在本书付梓之际，我荣幸受邀为此书作序，且非常系统地阅读了本书，发现作者以问答形式来编写，很符合中国读者特别是患者的需求，内容丰富，浅显易懂，中西医并重。这是一本非常实用的哮喘防治手册，适合基层医务人员以及哮喘患者阅读。在此，我要感谢参与编写的所有专家和同仁，在繁重的医疗工作之余，为我国哮喘防治工作所付出的辛勤劳动。我相信本书将有助于医学同仁和哮喘患者自我学习和提高有关哮喘防治的知识。

祝广大哮喘患者快乐、健康、长寿！

中国哮喘联盟总负责人之一

中华医学会呼吸病学分会副主任委员

上海市医师协会呼吸内科医师分会会长

上海交通大学附属第一人民医院呼吸与危重症医学科教授

周　新

2019 年 1 月

前　言

　　支气管哮喘（bronchial asthma，简称哮喘），是由多种细胞包括气道的炎性细胞（如嗜酸性粒细胞、肥大细胞、T 细胞、中性粒细胞）和结构细胞（如平滑肌细胞、气道上皮细胞等）以及细胞组分参与的气道慢性炎症性疾病。这种慢性炎症导致气道高反应性（Airway Hyperresponsiveness，AHR），通常表现为可逆性的气流受限，并引起反复发作性的喘息、气急、胸闷或咳嗽等症状，常在夜间和（或）清晨发作、加剧，多数患者可自行缓解或经治疗缓解。

　　哮喘是当今世界常见的慢性疾病，特别是近 20 年来，哮喘发病率和死亡率持续增加，目前仍在以每十年 20%～50% 的比例增长。哮喘已成为仅次于癌症的世界第二大致死和致残疾病。据世界卫生组织发表的《全球哮喘负担报告》公布，目前世界范围内约有 3 亿人患有哮喘，每 250 例死亡病例中就有 1 例是由哮喘所致。此外，世界卫生组织还指出："在全球，哮喘所带来的经济成本已超过肺结核与艾滋病的成本总和"。

　　由于气候环境、生活条件、职业等因素的不同，各地哮喘的发病率是不一样的。国外几个国家的调查报告指出，儿童哮喘的发病率为 0.2%～7.4%，成人哮喘的发病率为 1.1%～9.9%。我国哮喘的患病率，根据局部地区调查，为 0.5%～2.0%，也有报道高达 5.29% 的。

　　哮喘可以发生在任何年龄，成人男女发病率大致相仿。多数国内外资料表明，农村或较偏于原始生活的地区，哮喘的发病率明显低于工业发达的城市地区。近几年来，由于大气污染的加重和化学工业的发展等，哮喘的发病率有逐渐增加趋势。

　　虽然哮喘可以在任何年龄发生，但大多数起始于儿童。纵观世界多数儿童哮喘患病率的研究，可以看到男女之比为 1.5∶1～3.0∶1。在英国、澳大利亚与美国，几乎所有的研究都表明，至少 30% 的哮喘患者，在 10 岁以前就开始发病。国内也报道，哮喘发病半数以上在儿童期，在 10 岁以前起病的占绝大多数，儿童的哮喘中，男性的发病率明显高于女性，多数儿童哮喘患者有婴儿湿疹、过敏性鼻炎或食物过敏史，家庭中也常有哮喘患者。

中国的哮喘发病率虽然较发达国家低，但哮喘患者的死亡率却高达 0.367‰，位居全球第一。绝大多数哮喘患者没有接受规范治疗，这不仅是在我国面临的问题，也是全球哮喘患者的"通病"。在欧洲只有 41% 的哮喘患者接受规范治疗，在美国只有 37% 的患者接受规范治疗。

随着支气管哮喘发病率的逐年提高，患者死亡率也在增长。死亡率增高的原因是多方面的，可能与发病严重程度的增加和治疗不及时、不恰当有关。由于平喘药物的不断增多，不少患者对之产生了依赖性，并常自行购服药物，从而可能延误病情，使重症患者增多；有些平喘药物的严重不良反应，也是促使哮喘患者死亡的原因之一。

现有平喘药物的构成并不合理，有些复方平喘药物中含有氨基比林，它可诱发阿司匹林哮喘患者的哮喘发作或使原有的哮喘加重；有些复方平喘药物中含有巴比妥类，它可使有大量分泌物的哮喘患者不易咯出分泌物；还有一些复方平喘药中含有镇咳剂成分，咳嗽被抑制的结果也会使分泌物不能咯出，加重呼吸道阻塞；还有一些平喘药包有黄色糖衣，而其最常应用的原料——食用黄色色素酒石黄本身就是一种容易诱发哮喘的物质。

为了提高广大患者、基层医务人员防治支气管哮喘的水平，在全社会普及支气管哮喘的防治知识，我们组织了临床医学（包括中医药）、预防医学和护理学等方面的专家，参阅了大量文献，结合自己长期医疗实践，设计和编写了有关防治支气管哮喘的图书手册，从认识支气管哮喘到如何开展防治工作，深入浅出地做了较全面的介绍。编者希望通过本书，更新基层医务人员支气管哮喘的相关知识，提高其对支气管哮喘的预防和诊疗水平，帮助更多的支气管哮喘患者正确面对自身的疾病，提高其对疾病的认知能力，以期稳定病情，延缓疾病进程，改善生活质量，降低医疗费用，减轻家庭和社会负担。

在本书的编写过程中，我们得到了上海市宝山区中西医结合医院（上海中医药大学附属曙光医院宝山分院）领导以及上海市同济医院（同济大学附属同济医院）领导的大力支持，也得到了上海市宝山区总工会和区医务工会领导的大力支持，上海市劳模创新工作室——钱叶长肺病学创新工作室（上海市总工会，2016年12月，编号：143）的全体成员参与编写并赐稿，上海中医药大学附属曙光医院的周华教授和丁任教授也给予了许多无私指导和建议。同时，上海交通大学附属第一人民医院呼吸与危重症医学科周新教授、上海中医药大学附属曙光医院张炜教授、上海中医药大学附属岳阳中西医结合医院杨佩兰教授等均给予了热情指导和帮助，张炜、杨佩兰两位教授还在百忙中对本书进行了认真审校，上海市中西医结合学会呼吸系统疾病专业委员会的各位专家也在繁忙的工作中抽出时间加班加点为本书撰稿或提供支持。本书能够顺利付印，各位同道付出了辛勤的劳动，在此一并致谢！

由于支气管哮喘的理论与实践正在不断地更新发展，我们所掌握知识的广度和深度还远远不够，书中所述不当之处，希望同道专家和广大读者批评指正。

钱叶长　　吴先正

2019 年 2 月于上海

目　录

诊断篇

鉴别篇

儿童篇

老年篇

中医中药篇

自我管理篇

预防与保健篇

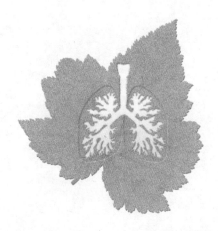

基础知识篇

呼吸系统如何组成？

呼吸系统包括鼻、咽、喉、气管、支气管及肺等器官，分为上呼吸道和下呼吸道。从鼻至喉为上呼吸道，气管及以下为下呼吸道。气管向下在一个称为隆突的位置上分为左右两个主支气管，右侧的主支气管又细又长，且又陡直，因而很多东西会掉进这侧的主支气管中；左侧的主支气管则又粗又短。支气管反复分支及其末端形成的肺泡构成肺，肺分为左、右两肺。

支气管在肺内如何分支？

支气管进入两肺后，反复分支，愈分愈细，呈树枝状。

（1）右总支气管及其分支：从右总支气管的 1～2.5 cm 处分出右上叶支气管后，向下成为中间支气管，并由此再分出中叶支气管。总支气管的主干延伸下去即为下叶支气管。肺上叶分出尖支、后支和前支；右中叶分出外侧和内侧支；右下叶分出背支、内基底支、前基底支、侧基底支和后基底支等肺段支气管，右侧的三叶肺内共有 10 个段性支气管。

（2）左总支气管及其分支：左总支气管长约 5 cm，在距离气管分支 3 cm 处进入肺脏，左上叶支气管分出上、下两支支气管；上支气管分出尖后支（尖支与后支合并而成）和前支，下支为舌支支气管（相当右肺中叶），分为上舌支和下舌支。左下叶为左总支气管下延的气道，分出背支后，又分出前内基底支（由内基底支和前基底支合并而成）、侧基底支和后基底支支气管。由于左上叶的尖支与后支支气管，以及左下叶的内基底支与前基底支等支气管均是合并着的，故左侧的两叶肺内实际上只有 8 个段性支气管。

呼吸道的结构特点如何?

呼吸道包括鼻腔、咽、喉、气管和支气管,临床上将鼻腔、咽、喉称为上呼吸道,气管和支气管称为下呼吸道。呼吸道的壁内有骨或软骨支撑以保证气流的畅通。

肺主要由支气管反复分支及肺泡共同构成,气体进入肺泡内,在此与肺泡周围毛细血管内的血液进行气体交换。肺分左肺和右肺,居胸腔内,纵隔的两侧,膈的上方。左肺分为上、下两叶,右肺分为上、中、下三叶。肺是气体交换的场所,从外界吸入的氧气在此进入肺泡周围的毛细血管被运送到全身,从身体内回收的废气(二氧化碳)又通过肺泡周围毛细血管进入肺泡,通过呼吸排出体外。

小气道构成及功能特点?

临床上将管径小于 2 mm 的支气管称为"小气道",其中有部分为小支气管和细支气管,它们的功能特点是气流阻力小,且又极易阻塞。

在平静吸气时,空气进入狭窄的鼻咽产生涡流;到气管、总支气管分叉处涡流更为明显,气流阻力显著增加。但小、细支气管以下部位阻力反而减小,这是因为在静脉周围部分支气管分为数目众多的小气道,它们管径虽小,但其总截面积却陡然增加,吸入空气到此分散,形成层流,气流阻力便迅速减少。实际上,由于小气道的阻力只占总气道阻力的极小部分,故能使吸入的空气均匀地分布到所有的肺泡内。

既然气流阻力小,为什么在小气道又极易阻塞呢? 这是因为小气道为膜性气道,管壁无软骨支持。当小气道发炎而有痰堵塞时,或在最大呼气使气道外压力大于气道内压力时,小气道极易闭合阻塞。支气管炎、肺气肿等阻塞性肺疾病的病变多从小气道开始,原因就在于此。

气道阻力如何形成?

气道阻力是指单位时间内气流所需的压力差。呼吸道气流同时存在着层流和涡流两种形式。产生空气层流所需的力与血液通过血管的层流所需的力相同。在气道长度、气流黏滞度不变时的层流形式气体中,影响阻力最明显的因素是气道口径(阻力与管道半径的四次方成反比)。大多数气管内皆存在涡流,且气流速度越快,气道越不规则,呼吸气体的密度越大,越容易形成涡流。涡流形成时,推动气流所需之力与呼吸气体的密度和气流量的平方成正比。在呼吸运动中,气道阻力有周期性变化。吸气时肺泡扩大,小气道内与肺泡壁上皮彼此穿插着的弹力纤维与胶原纤维都被拉紧,使管壁的牵引力增加。同时,吸气时肺泡内压减少,使附近小气道受到的外力减少,管径增大,阻力减少;呼气时肺泡缩小,上述纤维松弛,管壁发生的牵引力减少,加上肺泡内压在呼气时加大,使附近小气道受到的外压增大,结果管径变小,阻力增大。另外,吸气时支气管平滑肌紧张性降低,呼气时紧张性稍有增加,对气道阻力也造成周期性影响,这就是支气管哮喘患者呼气比吸气更为困难的原因。

肺有什么功能?

肺是人体的呼吸器官,它的主要功能就是将氧气送入血液,将二氧化碳排出体外。肺完成这项任务需要通气和换气两个过程。通气过程是通过呼吸中枢控制的,呼吸中枢分吸气中枢和呼气中枢。当我们吸气时,吸气中枢首先兴奋,使肋间外肌和膈肌收缩,胸廓向上和向前外扩张,横膈下降,胸膜腔内负压增大,使肺泡内压力低于外界大气压,空气通过各级支气管流向压力低的肺泡。空气到达肺泡后就与紧贴在肺泡外的毛细血管内的血液进行气体交换,实现肺的换气功能,即氧气从浓度高的肺泡弥散入浓度低的肺泡毛细血管内，二氧化碳从浓度高的肺泡毛细血管弥散到浓度低的肺泡内。吸气到一定程度时，吸气中枢受到抑制，呼气中枢兴奋，吸气转为呼气，膈肌和肋间外肌松弛，胸廓回缩，胸膜腔内压力增加，使肺泡内压力高于外界大气压，肺泡气被呼出体外。通气和换气的过程是连续不断进行着的，使我们的生命得以维持。

肺除了呼吸功能外，还有防御、代谢、免疫、贮血等功能。

肺的防御功能主要是对吸入气体中的病原微生物和其他尘粒进行清除，保持气管、支气管到终末呼吸单位处于无菌状态。

肺的代谢功能是指肺能够合成、激活、释放和分解某些生物活性物质，调节自身及其他器官的功能活动。

肺通过分泌溶菌酶、干扰素、补体等因子提供非特异性体液免疫功能，还可以分泌免疫球蛋白 IgA、IgG 等，特别是分泌型 IgA（SIgA），提供气道局部特异性体液免疫。肺部还有巨噬细胞、细胞毒性 T 细胞和中性粒细胞等组成细胞免疫系统，可以吞噬处理病原体。肺的免疫功能协同肺的防御功能维持下呼吸道处于无菌状态。

肺部血容量约为 450 ml，约占全身血量的 9%。肺部血容量随呼吸而改变，用力呼气时，肺部血容量可减少至 200 ml，而在深呼吸时可增加到 1000 ml。由于肺的血容量较大，变化范围也大，故肺有贮血库的作用。

什么是气道高反应性?

"气道高反应性"在呼吸科是一个经常被提及的词语，慢性咳嗽的患者会听到这个词，哮喘的患者也常会听到这个词，那么，到底什么是气道高反应性呢? 气道高反应性与哮喘是什么关系呢?

首先需要强调的是，气道高反应性和哮喘不是一个概念，但是哮喘患者经常都有气道高反应性，气道高反应性是哮喘的一个重要原因，但是还有很多肺部疾病都是可能产生气道高反应性。

所谓"气道高反应性"，是指气管、支气管本身对各种刺激，包括特异性抗原刺激和非特异性刺激，如物理、化学刺激，呈现过度反应。正常人碰到一定浓度某种物质的刺激，譬如说烟雾，可能完全没有反应或稍有不适。但有慢性气道炎症的患者，碰到这种刺激却倍感难受，有些感冒的患者闻到别人吸烟就咳嗽，就是气道高反应性的一种表现。哮喘患者甚至会发生明显的喘息。

气道高反应性是如何形成？

气道高反应性产生机制十分复杂，很可能是多种机制互相作用的结果。一般认为与以下因素有关。

过刺激与过反应机制：气管平滑肌对普通浓度的化学性收缩物无特殊反应，如果进一步增加化学性收缩物质的浓度，则可引起平滑肌的痉挛。正如气道反应性正常的健康人，如吸入高浓度的化学刺激剂（醋甲胆碱等），也能引起与哮喘发作类似的支气管痉挛状态。换句话说，过刺激指的是平滑肌本身的反应性正常，但因神经性、体液性、局部细胞性等原因，使收缩平滑肌的化学物质分泌增多，或舒张气道平滑肌的化学物质分泌减少而使气道处于收缩状态。过反应机制是指平滑肌对化学收缩物质反应亢进，即在化学刺激物质浓度不增加的前提下引起支气管痉挛。另外，支配支气管平滑肌的交感神经与副交感神经，在正常情况下通过相互拮抗而保持平衡状态，如果这种平衡状态被打破，就可能引起气道高反应性。哮喘患者的迷走神经紧张度可能高于正常人，因使用抑制迷走神经兴奋的药物如阿托品等，可使哮喘有所缓解就证明了这一点。其次，哮喘患者肾上腺素能受体的功能异常，尤其在β受体功能低下时，使胆碱能神经的功能更加亢进，促进支气管高反应性的形成。

气道高反应性常有家族倾向，受遗传因素影响，但外因性的作用更为重要。目前普遍认为，炎症是导致气道高反应性最重要的机理之一。当气道在受到过敏原或其他刺激后，由于炎症介质的释放和炎症细胞的浸润、气道上皮和上皮内神经的损害等而导致气道高反应性。此外，气道高反应性与 β 肾上腺素能受体功能低下、胆碱能神经兴奋性增强和非肾上腺素非胆碱能神经的抑制功能缺陷有关。在病毒性呼吸道感染、过敏原和二氧化硫、冷空气、干燥空气、低渗和高渗溶液等理化因素刺激，均可使气道反应性增高。

缺氧对呼吸系统的影响？

氧气如同食物和水，是人体代谢活动的关键物质，是生命运动的第一需要。营养物质必须通过氧化作用，才能产生和释放出能量，如果处在一个缺少氧气的特殊环境，或者虽然环境当中不乏氧气，但由于自身原因不能摄入足够的氧，或者对吸入的氧气不能充分利用，人体就会发生功能、代谢和形态上的变化，这种状态称为缺氧或低氧。呼吸中枢对缺氧的敏感性较二氧化碳低。缺氧可刺激化学感受器，增加通气量；同时，可使动脉血二氧化碳分压下降，产生呼吸抑制。因此轻度缺氧时呼吸运动增强，呼吸加快加深，严重缺氧时可抑制呼吸中枢，导致呼吸困难、呼吸节律失常、发绀、喉头水肿、肺水肿，以及造成动脉收缩、肺血管阻力升高和动脉高压等。

肺脏的免疫学基础理论有哪些？

临床免疫学是基础免疫学和临床医学相结合的科学。免疫学从一开始就在临床医学上得到广泛的应用，随着免疫学和临床各科的发展，两者结合得更加紧密，各自从对方的发展中充实和促进了本身的发展。

与肺脏生理和病理生理有关的免疫学基础理论，包括气道上皮细胞、淋巴细胞、嗜酸性粒细胞、中性粒细胞、肥大细胞、嗜碱性粒细胞、巨噬细胞、成纤维细胞、内皮细胞、免疫球蛋白、抗原-抗体复合物以及补体、脂类介质、肺表面活性物质、一氧化氮、内皮素等。气道和肺脏相关的免疫学研究方法包括变态反应性疾病的诊断、气道反应性和可逆性测定、呼出气检测等。肺脏免疫相关性疾病的发生机制，包括人类免疫缺陷病毒感染（艾滋病）的肺部并发症、肺部感染与免疫、肺结核与免疫、急性呼吸窘迫综合征的免疫学机制、慢性阻塞性肺疾病的气道炎症和气道重塑等。肺脏免疫相关性疾病包括嗜酸性粒细胞性支气管炎、支气管哮喘、弥漫性泛细支气管炎、闭塞性支气管炎伴机化性肺炎、外源性变应性肺泡炎、肺嗜酸性粒细胞浸润症、肺变应性肉芽肿性血管炎、变应性支气管肺曲霉菌病、高免疫球蛋白 E 综合征、结节病、肺出血 - 肾炎综合征、肺淋巴管平滑肌瘤病、肺朗格汉斯组织细胞病、支气管和肺淀粉样变、韦格纳肉芽肿病等。

肺功能检查包括哪些方面？

肺功能检查是诊断哮喘以及病情轻重程度判断的"金指标"，能更早、更准确地反映病情。有学者调查，高达 42% 以上的哮喘患者从来没有进行过肺功能检查，而是仅仅根据患者的症状、体征进行评估，这样很容易误判其真实病情。

一、肺容积检查

4 种基础肺容积：潮气、补吸气、补呼气、残气容积。

4 种基础肺容量：深吸气量、肺活量、功能残气量、肺总量。

肺容积：指安静状态下，一次呼、吸所出现的呼吸气量变化。

肺容量：由两个或两个以上的基础肺容积所组成。

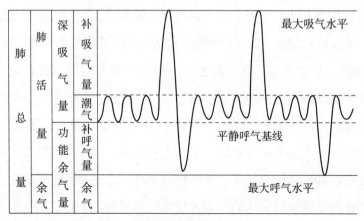

肺容积及其组成

1. 潮气容积（Tidal Volume，VT）：一次平静呼吸进出肺内气量，正常约500 ml，大小主要取决于膈肌的功能与运动。

2. 补呼气量（Expiratory Reserve Volume，ERV）：平静呼气末再用力呼气所能呼出的最大气量，正常值男（1603±492）ml，女（1126±338）ml。

3. 补吸气量（Inspiratory Reserve Volume，IRV）：平静吸气后所能吸入最大气量。

4. 深吸气量（Inspiratory Capacity，IC）：平静呼气末尽力吸气所能吸入最大气量。

IC = VT + IRV，IC 应占肺活量（Vital Capacity，VC）的 2/3 ~ 4/5，为补呼气量的 2 倍。IC 正常值男性（2617±548）ml，女性（1070±381）ml。影响 IC 的主要因素是吸气肌力。

5. 肺活量（VC）：最大吸气后所能呼出的最大气量。

$$VC = IC + ERV$$

右肺活量约占全肺活量的 55%，左肺约占 45%，正常值男性 VC 为（4217±690）ml，女性 VC 为（3105±452）ml，实测值 / 预计值 <80% 为降低。

意义：VC 表示肺最大扩张和最大收缩的呼吸幅度，VC 降低见于胸廓 / 肺活动受限或减弱情况，如胸廓与脊柱畸形，胸膜疾病（胸膜肥厚、积液、气胸），肺疾病（肺不张、肺水肿、肺间质纤维化），呼吸肌功能障碍，重度肥胖。

6. 功能残气量（Functional Residual Capacity，FRC）：FRC = RV + ERV

FRC 与残气容量（Residual Volume，RV）意义：呼气末肺内仍有足够气量，可继续进行气体交换（弥散呼吸）。

7. 肺总量（Total Lung Capacity，TLC）：TLC = VC + RV，是深吸气后肺内所含全部气量。

意义：TLC 降低见于限制性疾病，TLC 升高见于阻塞性肺气肿。RV 升高提示肺内充气过度，如肺气肿；RV 降低见于各种弥漫性限制性肺病。

二、通气功能检查

通气功能又称动态肺容积，是在单位时间内随呼吸运动出入肺的气量和流速。

（一）肺通气量

1. 静息每分钟通气量（Minute Ventilation at Rest，VE）

正常　男（6663±200）ml

　　　女（4217±160）ml

异常　> 10 000 ml

意义　提示通气过度。

2. 最大通气量（Maximal Voluntary Ventilation，MVV）

正常　男（104±2.71）L

　　　女（82.5±2.17）L

异常　实测值 / 预计值，<80% 为降低。

意义：

（1）MVV 降低见于气道阻塞和肺组织弹性减退、呼吸肌力降低及肺实质 / 肺间质疾病。

（2）通气储备功能考核

$$通气能量\% = \frac{MVV - VE}{MVV} \times 100\%$$

正常应＞ 95%，<86% 为储备不佳，60% ~ 70% 为气急阈。

（二）用力肺活量［原称时间肺活量（Forced Vital Capacity，FVC）］

FVC 是深吸气至 TLC 位后以最大用力、最快速度所能呼出的全部气量。

FEV_1 是最大吸气至 TLC 位，第一秒内用力呼出的气量，应用最广；$FEV_1/FVC\%$ 简称一秒率，无论男女，正常值均应＞ 80%。

意义：气道阻塞疾病如慢性阻塞性肺疾病、肺气肿和支气管哮喘发作期时降低；肺纤维化时增高。

三、小气道功能检查

小气道是指在吸气状态下气道内径 ≤ 2.0 mm 的细支气管（相当于第 6 级支气管分支以下），包括全部细支气管和终末细支气管，它们是许多慢性阻塞性肺病早期最易受累的部位。其数量多、总横截面积大（＞ 100cm^2）、气流速度慢、阻力小，仅占气道总阻力的 20%。当其发生病变时临床上可无任何症状和体征，又不能在常用的肺功能检查项目中被及时地发现；当出现临床症状和大气道阻力增加时，病变已有较大进展。

小气道功能属于区域性肺功能中的一种。常用检查方法有闭合容积［原称闭合气量（Closed Volume，CV）］、最大呼气流量-容积曲线（MEFV、V-V 曲线）和频率依赖性肺顺应性（FDC），后者是最敏感的检查方法。

肺功能如何分级？

表1　肺功能分级

	VC或MVV实/预%	FEV$_1$/FVC%
基本正常	＞80%	＞70
轻度减退	90~71	70~61
显著减退	70~51	60~41
严重减退	50~21	≤40
呼吸衰竭	≤20	

咳嗽是怎样引起的？

咳嗽是一种保护性的防御反射，是神经与肌肉系统间密切协调而产生的动作，可清除自外界侵入呼吸道的异物与呼吸道内分泌物。在喉、气管和支气管的黏膜上分布着许多感受器，它们可以感受二氧化硫（SO_2）、二氧化氮（NO_2）、氨气（NH_3）等刺激性气体以及内源性组胺、前列腺素、白三烯等产生的化学刺激，也可以感受到冷空气、尘粒、异物、气道内分泌物等产生的物理刺激。主支气管以上部位，特别是喉和气管隆突的感受器对机械刺激敏感，二级支气管以下部位对化学刺激敏感。当感受器受到刺激时，信息传入脑部的咳嗽中枢，咳嗽中枢发布一系列命令，引起咳嗽反射。

咳嗽的过程是先深吸气，当肺扩展到将要到达极限时，反射弧传出神经先经喉返神经将声门关闭约 0.2 秒，然后经膈神经与脊神经命令呼气肌强烈收缩，使胸腔、肺泡和腹腔内压力急剧上升，可达 6.7～13.3 千帕（kPa），然后声门突然打开，由于气压差极大，气体便以极高的速度从肺内冲出，同时将呼吸道的异物或分泌物冲带出来。

咳嗽过程中，胸腔和肺内压力迅速升高，心脏回心血量和肺循环血量减少，脑脊液压力升高。这一系列连锁反应可引起一过性大脑缺血、缺氧，严重时可使意识丧失，即产生所谓的"咳嗽反射性晕厥"。

痰是如何产生的？

通过咳嗽排出的呼吸道内的分泌物，就是我们所说的痰。呼吸道黏膜下腺体和杯状细胞正常情况下会分泌黏液和浆液，在气道表面形成一道保护屏障——黏液毯，防止上皮细胞脱水，黏附吸入空气中的微尘颗粒和细菌、病毒等微生物，其中含有的抗体、补体、干扰素和溶菌酶等免疫活性物质可以消灭黏附的病原体。正常情况下，呼吸道黏液和浆液的分泌与清除达到平衡状态，因此一般无痰或偶咳痰。当呼吸道黏膜受到物理或化学刺激后，呼吸道分泌物增多，这些分泌物产生刺激，引起咳嗽反射，经口腔而被咳出体外，即为痰。痰除了黏液和浆液外，还含有红细胞、白细胞、巨噬细胞、免疫球蛋白、补体、纤维蛋白以及病毒、细菌等病原体、尘粒、异物和坏死组织等。

什么是干啰音、哮鸣音？

由于气管、支气管或细支气管狭窄或部分阻塞，空气吸入或呼出时通过这些部位发生湍流所产生的声音称为干啰音。

出现以下情况时，肺部可以听到干性啰音。

（1）肺部有炎症时。如慢性支气管炎、肺结核、肺炎等，可因局部气道黏膜充血、水肿而产生气道狭窄，或呼吸道分泌物干结附于管壁而产生气道狭窄，根据发生狭窄的气道管径大小而产生不同音调的干啰音。这种干啰音常单独或几个同时出现，大多可彼此区分，可随咳嗽而消失。

（2）支气管痉挛。如支气管哮喘、喘息性慢性支气管炎和部分肺气肿，当气道受到刺激后，由于小气道无软骨环支撑，气道明显狭窄，支气管黏膜水肿及腺体分泌物增加又进一步加重小气道狭窄，这种情况下可出现广泛的干啰音。这种干啰音多发生于中小气道，又称哮鸣音，其音调较高，呼气时明显。

（3）支气管黏膜广泛水肿。如急性左心衰竭时，肺间质严重水肿，小气道明显狭窄，肺部缺氧又引起支气管痉挛，加重小气道狭窄，也会产生哮鸣音，此又称心源性哮喘。在患者肺部听到哮鸣音的同时，还可在双下肺听到较多细湿啰音，坐位时哮鸣音常减轻。

（4）呼吸道内肿瘤或异物阻塞。呼吸道外淋巴结肿大或肿瘤压迫引起管腔狭窄时，也可出现干啰音，多为局限性。

什么是湿啰音?

吸气时气体通过呼吸道内稀薄的分泌物如渗出液、痰液、血液或脓液等产生气泡,气泡破裂所产生的声音即为湿啰音,又称水泡音,还包括陷闭的小气道在吸气时突然张开所产生的爆裂音。

出现以下情况时,肺部可以听到湿啰音。

(1)当肺部感染时,感染灶分泌物增多,可听到肺部局限性的湿啰音,提示该处局部有病变。出现锁骨下区或背部肩胛间区的局限性细湿啰音,提示肺结核可能。广泛肺部感染可闻及两肺满布的湿啰音。

(2)当急性左心衰竭时,肺间质和肺泡水肿,可于双侧肺底部听到细湿啰音。严重的急性肺水肿可闻及两肺满布湿啰音。

(3)昏迷或濒死的患者,因无力排出呼吸道分泌物,可闻及粗湿啰音,有时不用听诊器也可以听到。

(4)肺淤血、肺炎早期和肺间质纤维化者,可于下肺部听到捻发音。正常老年人或长期卧床的患者,在肺底也可听到捻发声,在数次深呼吸或咳嗽后可消失,一般无临床意义。

(5)有些患者由于气道慢性炎症,气道分泌物持续增多或引流不畅,即使在疾病稳定期,肺部湿啰音也会持续存在。如支气管扩张症患者多在下肺部可听到固定性湿啰音,而有些缓解期慢阻肺患者也常在下肺部听到湿啰音。

支气管哮喘的发病率如何?

支气管哮喘(bronchial asthma,简称哮喘),是由多种细胞包括气道的炎性细胞(如嗜酸性粒细胞、肥大细胞、T细胞、中性粒细胞)和结构细胞(如平滑肌细胞、气道上皮细胞等)以及细胞组分参与的气道慢性炎症性疾病。这种慢性炎症导致气道高反应性(Airway Hyperresponsiveness,AHR),通常表现为可逆性的气流受限，并引起反复发作性的喘息、气急、胸闷或咳嗽等症状，常在夜间和（或）清晨发作、加剧，多数患者可自行缓解或经治疗缓解。

由于气候环境、生活条件、职业等因素的不同，各地哮喘的发病率是不一样的。国外几个国家的调查报告指出，儿童哮喘的发病率为 0.2% ～ 7.4%，成人哮喘的发病率为 1.1% ～ 9.9%。我国哮喘的患病率，根据局部地区调查，为 0.5% ～ 2.0%，也有报道高达 5.29% 的。哮喘可以发生在任何年龄，成人男女发病率大致相仿。多数国内外资料表明，农村或较偏于原始生活的地区，哮喘的发病率明显低于工业发达的城市地区。近几年来，由于大气污染的加重和化工工业的发展等，哮喘的发病率有逐渐增加的趋势。

虽然哮喘可以在任何年龄发生，但大多数起始于儿童。在英国、澳大利亚与美国，几乎所有的研究都表明，至少 30% 的哮喘患者，在 10 岁以前就开始发病。国内汪敏刚报道，对 1199 名哮喘者加以分析，其中大多数在儿童时期起病，4 岁以前起病者占 46.6%，5 ～ 9 岁起病者占 21.0%，即 10 岁以前起病的占 67.7%。哮喘半数以上在儿童期发病，这是一个特点。

第二个特点是，儿童的哮喘中，男性的发病率明显多于女性。纵观世界多数儿童哮喘患病率的研究，可以看到男女之比为 1.5：1 ～ 3.0：1。

第三个特点是，多数儿童哮喘患者有婴儿湿疹、过敏性鼻炎或食物过敏史，家庭中也常有哮喘者。汪敏刚 1983 年在上海市调查时发现，哮喘起病年龄越小，伴有婴儿湿疹及过敏性鼻炎者越多，有食物及药物过敏者也越多。

支气管哮喘死亡率如何？

哮喘是当今世界常见的慢性疾病，特别是近 20 年来，哮喘发病率和死亡率持续增加，目前仍在以每 10 年 20% ～ 50% 的百分比增长。哮喘已成为仅次于癌症的世界第二大致死和致残疾病。据世界卫生组织发表的《全球哮喘负担报告》公布，目前世界范围内约有 3 亿人患有哮喘，每 250 例死亡病例中就有 1 例是由哮喘所致。此外，世界卫生组织还指出："在全球，哮喘所带来的经济成本已超过肺结核与艾滋病的成本总和"。

中国的哮喘发病率虽然较发达国家低，但哮喘患者的死亡率却高达0.367‰，位居全球第一。上海市医学会肺科学会主任委员、瑞金医院呼吸科主任黄绍光教授指出，约有94%哮喘患者没有接受规范治疗。没有接受规范治疗，不仅是我国患者面临的问题，而且是全球哮喘患者的"通病"。在欧洲只有 41% 的哮喘患者接受规范治疗，在美国只有37%的患者接受规范治疗。

随着支气管哮喘发病率的逐年提高，患者死亡率也在增长。死亡率增高的原因是多方面的，可能与发病严重程度的增加和治疗不及时、不恰当有关。由于平喘药物的不断增多，不少患者对之产生了依赖性，并常自行购服药物，从而可能延误病情，使重症患者增多；有些平喘药物的严重不良反应，也是促使哮喘患者死亡的原因之一。

现有平喘药物的构成并不合理，有些复方的平喘药物中含有氨基比林，它可诱发阿司匹林哮喘患者的哮喘发作或使原有的哮喘加重；有些复方平喘药物中含有巴比妥类，它可使有大量分泌物的哮喘患者不易咯出分泌物；还有一些复方平喘药中含有镇咳剂成分，咳嗽被抑制的结果也是使分泌物不能咯出，加重呼吸道阻塞；还有一些平喘药包有黄色糖衣，而其最常应用的原料——食用黄色色素酒石黄本身就是一种容易诱发哮喘的物质。

目前人们对哮喘的认识存在哪些误区？

认识不足和治疗不足是导致哮喘反复发作的最大障碍，所以要改变哮喘的患病率，迫切需要提高病患对哮喘的认识。

据我国最近调查，我国哮喘患病率2%左右，而真正得到正确预防和治疗的，还不到患病人数的 1%，只有 12 万人，哮喘的临床表现也日趋不典型，很容易造成误诊和误治，所以哮喘知识亟待普及。有关哮喘的概念，近几年来改变很大。过去认为，哮喘是气道的收缩痉挛，现在发现哮喘其实是一种气道的慢性炎症性疾患，只是这种炎症不是感染所致，而是由于过敏。由于概念的更新，治疗方法也发生改变，其重点放在预防发作上，最主要的预防方法是吸入肾上腺皮质激素进行抗过敏治疗，使用这种正确方法可使80%以上的患者病情得到控制。目前国内预防和治疗哮喘存在一些问题。例如，由于肾上腺皮质激素不是马上发生作用，加上中国人对激素心怀顾虑，所以患者往往不太接受这种方法。其实，经过实验证明，只要把握好用药剂量是绝对安全的。此外，对药物的敏感性有种族上的差异，黄种人和白种人不同。中国人用解痉剂、肾上腺皮质激素、茶碱等药物，在剂量上与白种人相比，剂量偏低。如果完全照国外翻译过来的资料用药不合适。

特别提出，我国哮喘患者的耐受力惊人。不少患者能忍受就坚持不就诊，延误了治疗的最佳时机。中国工程院院士钟南山曾在"2008年世界哮喘日健康知识讲座"上对200多名听众说："过敏性鼻炎、鼻窦炎、胃食管反流和睡眠呼吸暂停综合征等都会引起哮喘。尽管哮喘不能根治，但现在通过一系列的治疗方案，基本上可以做到在经常进行呼吸流量监测的前提下，10年甚至10年以上连续有效控制，让哮喘不剧烈发作。哮喘是可以临床控制的，患者恢复得好可以正常生活、工作、学习。"这与世界哮喘日提倡的"标准化治疗，远离哮喘发作"的说法异曲同工。举个例子来说，季节性哮喘患者就可在医生指导下提前服药，进行早期干预治疗。哮喘患者如果摸清了自己发病的季节性规律，就可以通过提前用药来预防哮喘发作。通常情况下，患者可以提前3个月用药，如秋冬季哮喘，夏季便可提前用药预防。

中医学是如何认识哮喘的？

根据支气管哮喘的临床表现以发作性的痰鸣气喘为主，故归属于中医"哮病"范畴。中医认为其发病是由于宿痰伏于肺，每因外感、饮食、情志、劳倦等诱因而触发，以致痰阻气道，痰随气升，气因痰阻，相互搏结，壅塞气道，肺失肃降，肺管狭窄，气道挛急。痰的产生，主要是由于肺不能布散津液，脾不能运化精微，肾不能蒸化水液，以致津液凝聚成痰，伏藏于肺，成为发病的潜在"夙根"。

支气管哮喘严重者哮喘持续而不缓解，呼吸困难，伴大汗淋漓，唇周青紫，四肢不温，出现严重的缺氧或呼吸困难，甚者可危及生命，在中医学属"喘脱"的范畴。

中医学是如何认识肺的功能？

中医学将呼吸系统称为肺系，其主要包括鼻、咽、喉、气道（气管）、肺脏等组织器官，而肺乃肺系功能之主宰。

肺居上焦，位高近君，犹如宰辅，故称"相辅之官"。由于肺位较高，覆盖其他脏腑，故有"华盖"之称，《灵枢·九针论》曰："肺者，五脏六腑之盖也"。因肺叶娇嫩，不耐寒热，易被邪侵，故又称"娇藏"。《医贯·内经十二官·形影图说》称肺的形态为："喉下为肺，两叶白莹，谓之华盖，以覆诸脏，虚如蜂巢，下无透窍，故吸之则满，呼之则虚"。

肺在体合皮，其华在毛，其经脉起于中焦，下络大肠，与大肠互为表里。肺的主要生理功能是主气，司呼吸以行清浊之气的交换，吸入之清气积于胸中，参与宗气的生成，贯注心脉以运行全身，故有"肺为气之主"的说法。肺又主宣发、肃降，通调水道，宣降以输布气、津，使皮毛得以温养、濡润，水道得以通调，故又有"肺为水之上源"之说。

中医学将肺系的生理功能概括为以下几个方面。

（1）主气、司呼吸。气是构成和维持人体生命活动的最基本物质，它包括元气、宗气、营气和卫气等。肺的主气功能包括主一身之气和呼吸之气。肺主一身之气，是指一身之气都归属于肺，由肺所主。《素问·五脏生成篇》

说："诸气者，皆属于肺"。肺主一身之气，首先体现于气的生成方面，特别是宗气的生成，主要依靠肺吸入的清气与脾胃运化的水谷精气相结合。因此，肺的呼吸功能健全与否，直接影响着宗气的生成，也影响着全身之气的生成。其次，肺主一身之气，还体现于对全身的气机具有调节作用。肺的呼吸运动，即气的升降出入运动，肺有节律的一呼一吸，对全身之气的升降出入运动起着重要的调节作用。肺主呼吸之气，即指肺是体内外气体交换的场所。通过不断的呼浊吸清，吐故纳新，促进气的生成，调节气的升降出入运动，从而保证人体新陈代谢的正常进行。肺主一身之气和呼吸之气，实际上都隶属于肺的呼吸功能。如果丧失了呼吸的功能，清气不能吸入，浊气不能排出，人的生命活动也就终结。所以说，肺主一身之气的作用，主要取决于肺的呼吸功能。

（2）主宣发和肃降。所谓"宣发"，即是宣布和发散之意，也就是肺气向上的升宣和向外周的布散。所谓"肃降"，即是清肃、洁净和下降，也就是肺气向下的通降和使呼吸道保持洁净的作用。肺主宣发的生理作用，主要体现于三个方面：一是通过肺的气化，排出体内的浊气；二是将脾所传输的津液和水谷精微布散到全身，外达于皮毛；三是宣发卫气，调节腠理之开合，将代谢后的津液化为汗液排出体外。

肺主肃降的生理作用，主要体现于三个方面：一是吸入自然界的清气；二是将肺吸入的清气和由脾转输至肺的津液和水谷精微向下布散；三是肃清肺和呼吸道内的异物，以保持呼吸道的洁净。宣发与肃降正常，则气道通畅，呼吸调匀，体内外气体得以正常交换。如果两者的功能失去协调，就会发生"肺气失宣"或"肺失肃降"的病变，而出现咳、喘、哮等肺气上逆之证。

（3）通调水道。肺主通调水道，是指肺的宣发和肃降运动对体内津液的输布、运行和排泄有疏通和调节的作用。《素问·经脉别论》说："饮入于胃，游溢精气，上输于脾，脾气散精，上归于肺，通调水道，下输膀胱，水精四布，五经并行。"通过肺的宣发，水液向上、向外输布，布散全身，外达皮毛，代谢后以汗的形式由汗孔排泄；通过肺的肃降，水液向下、向内输送，而成为尿液生成之源，经肾蒸腾气化，将代谢后的水液化为尿贮存于膀胱，而后排出体外。由此，肺的宣发和肃降，不但能使水液运行的道路通畅，而且在维持机体水液代谢平衡中发挥着重要的调节作用。故有"肺主行水""肺为水之上源"之说。

（4）朝百脉、主治节。所谓肺朝百脉，是指全身的血液都通过百脉会聚于肺。经肺的呼吸，进入体内外清浊之气的交换，再将富含清气的血液通过百脉输送到全身。肺气的宣散和肃降使全身的血液通过百脉会聚于肺，则为向内；肺将血液通过百脉输送到全身，则为向外。也就是说，肺朝百脉的功能，是肺气的运动在血液循行中的具体体现。肺主治节，出自《素问·灵兰秘典论》："心者君主之官，神明出焉；肺者相傅之官，治节出焉。"主要体现于四个方面：一是肺主呼吸，人体的呼吸运动是有节奏地一呼一吸；二是随着肺的呼吸运动，治理和调节着全身的气机，即是调节着气的升降出入的运动；三是由于调节着气的升降出入运动，因而辅助心脏，推动和调节血液的运行；四是肺的宣发和肃降，治理和调节津液的输布、运行和排泄。

（5）主魄。《素问·六节藏象论》曰："肺者，气之本，魄之处也，其华在毛，其充在皮。"指出肺是人体一身之气的根本，魄的居所。与中国传统"魄力"同称，中医学认为，"魄"是与人体肺经相关联的，是肺气是否充足的体现。而"力"就关系到"肾"。"力"来源于肾，"魄"是肺的神，所谓有"神"，就是精足的外在表现，所以，"有魄力"必定是肺气和肾气非常充足，也就是精气神足。

中医学是如何认识哮喘病因病机的？

哮证系脏气虚弱，宿痰伏肺，复因外邪侵袭、饮食不节、情志过激、劳倦过度等触动，以致气滞痰阻，气道挛急、狭窄而发病，以发作性喉中哮鸣有声、呼吸困难，甚则喘息不得平卧为主要表现的顽固发作性肺系疾病。哮证的病理因素以痰为主。痰的产生是在脏腑功能失调的基础上，复加外感六淫、饮食不节、情志过激、劳倦过度等因素而诱发。

1. 脏气虚弱　禀赋薄弱，易受邪侵，如婴幼儿患哮证者多因于此，其脏气虚弱多以肾虚为主。及病后体虚，素质不强，或病后体弱，如幼年患麻疹、顿咳，或反复感冒，咳嗽日久等，以致肺气耗损，气不化津，痰饮内生；或阴虚火盛，热蒸液聚，痰热胶固。素质不强者多以肾虚为主，而病后导致者多以肺虚为主。此外，病后体弱，伤及肺脾肾，致痰饮留伏，成为夙根。

2. 外邪侵袭　肺开窍于鼻，外合皮毛，与外界气候有密切的关系。哮证属于肺系疾患，故在气候突变，由热转寒之时，深秋寒冬季节，发病率较高。①外感风寒、风热或暑湿等邪气，未能及时表散，邪蕴于肺，气不布津，聚液成痰。②嗅吸花粉、烟尘、异味气体等，致使肺气宣肃失常，津聚痰生。

3. 饮食不当　过食生冷，伤及脾阳，津液凝聚，寒饮内生；嗜食酸咸肥甘厚味，痰热内蕴；进食海鲜、鱼、蟹、虾等，引动宿痰而发病。

4. 情志、劳倦所伤　情志抑郁，惊恐恼怒，或月经期前，或剧烈运动后，劳累乏力，皆可致气机失调，肺失宣肃而发病。

上述各种病因，既是导致哮证的原因，也是哮证发作的诱因。已知哮证的病理因素以痰为主，痰的产生责之于肺不能布散津液，脾不能运输精微，肾不能蒸化水液，以致津液凝聚成痰，伏藏于肺，成为发病的"夙根"。哮证发作期的基本病理变化为"伏痰"。遇感引触，痰随气升，气因痰阻，相互搏结，壅塞气道，肺管狭窄，通畅不利，肺气宣降失常，引动停积之痰，而致哮鸣如吼，气息喘促。若长期反复发作，寒痰伤及脾肾之阳，痰热耗灼肺肾之阴，则可从实转虚，在平时表现为肺、脾、肾等脏气虚弱之候。肺虚不能主气，气不化津，则痰浊内蕴，肃降无权，并因卫外不固，而更易受外邪的侵袭诱发；脾虚不能化水谷为精微，上输养肺，反而积湿生痰，上贮于肺，影响肺气的升降；肾虚精气亏乏，摄纳失常，则阳虚水泛为痰，或阴虚虚火灼津成痰，上干于肺，而致肺气出纳失司。由于三脏之间的交互影响，可致合并同病，表现肺、脾、肾的气虚及阳虚，或肺肾的阴虚。在间歇期感觉短气，疲乏，常有轻度哮证，难以全部消失。一旦大发作时，每易持续不解，邪实与正虚错综并见，肺肾两虚而痰浊又复壅盛，严重者因肺不能治理调节心血的运行，命门之火不能上济于心，则心阳亦同时受累，甚至发生喘脱危候。

中医学治疗哮喘的原则是什么？

哮证的发生，为宿痰内伏于肺，遇感引触，以致痰阻气道，肺失肃降，气道挛急所致。其病理因素以痰为主，发作时以痰阻气闭，邪实为主，应攻邪治标。如反复发作，肺脾肾渐虚，则在平时表现正虚的证候，应重视扶正固本，区别肺（补肺加强卫外，防止外邪入侵）、脾（补脾杜绝生痰之源）、肾（根本得固），以补肾最为重要。

哮证的治疗以发作期治标，缓解期治本为原则，亦不外乎补虚泻实。发作时以攻邪豁痰，降气平喘为主，寒痰宜温化宣肺；热痰宜清化肃肺；表证明显者兼以解表；病程日久，缓解期以扶正固本为主，阳气虚者宜温补，阴虚者宜滋养，分别采用补肺、健脾、益肾等法，其中尤以补肾最为重要。至于病深日久，发时正虚邪实者，又当攻补兼顾，不可单纯拘泥于攻邪。

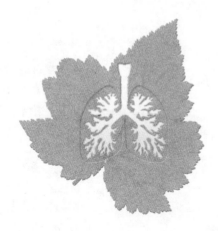

诊断篇

什么是支气管哮喘?

判断是否患哮喘,可通过症状、体征、实验室检查几方面确定。

(1)症状符合支气管哮喘的表现。反复发作喘息、呼吸困难、胸闷或咳嗽,喘息的发作大多数有季节性,日轻夜重,下半夜和凌晨时容易发作,多与冷空气、物理、化学性刺激、病毒性上呼吸道感染、运动等有关。患者通常都能够明确说出容易诱发自己发作喘息的原因,比如花粉、油烟、香烟味、长跑后等,但也有些患者不能找到明确诱发因素。避免接触诱发因素可以有效减少哮喘的发作,临床医生应该仔细询问病史,帮助患者找寻诱发因素。

(2)体征方面。发作时在双肺可闻及散在或弥漫性以呼气相为主的哮鸣音,呼气相延长。症状严重时不用听诊器,在患者身边就可以听到类似小鸡叫的声音,这就是"哮鸣音"。哮喘患者的呼吸困难通常表现在呼气时,就是觉得自己呼不出气,而不是吸不进气,所以仔细观察患者可以看到他们呼气时会不由自主地撅起嘴,我们称之为"鱼口样呼吸",以缓解自己呼气困难的症状。

(3)上述喘息、呼吸困难、胸闷等症状,一部分患者不经过任何治疗可以自行缓解,有些患者通过应用支气管扩张剂、激素等药物可以得到缓解。

(4)不典型哮喘可以表现为顽固的咳嗽或阵发性胸闷,只咳不喘,这个时候诊断哮喘除了病史(即季节性发作的胸闷、咳嗽,部分患者患有其他变态反应性疾病,比如过敏性鼻炎等,或者有家族过敏史),就需要通过一系列实验室检查,而且至少具备以下一项试验阳性。①支气管激发试验或运动试验阳性;②支气管舒张试验阳性(FEV$_1$增加12%以上,且FEV$_1$增加绝对值> 200 ml);③最大呼气流速(Peak Expiratory Flow,PEF)日内变异率或昼夜波动率≥ 20%。

（5）排除其他疾病所引起的喘息、胸闷和咳嗽。

什么是外源性哮喘？

外源性哮喘是由于患者吸入或接触各种过敏原引起的哮喘发作，过敏原包括吸入物如尘螨、花粉、真菌、动物毛屑或进食鱼、虾、牛奶、蛋类等。外源性哮喘常在童年、青少年时发病，多有过敏体质和家族过敏史，为典型的Ⅰ型（速发型）变态反应。发作常与季节有关，以春、秋季为多见。

什么是内源性哮喘？

内源性哮喘大多是由非过敏原引起，过敏体质和家族过敏史较少，由感染（病毒、细菌或真菌）引起发作最常见，此外接触寒冷空气、大气污染、职业性粉尘、烟雾也可引起哮喘发作。多数于30岁以后发病，较少有其他过敏症（如过敏性鼻炎）的表现。发病以冬季及气候多变时多见。

什么是咳嗽变异性哮喘？

咳嗽型哮喘（CVA）是一种特殊类型的哮喘，由于仅仅表现为咳嗽，不像典型哮喘那样有气喘、呼吸困难，有哮鸣音，所以很多患者甚至医生都对它不了解。

咳嗽变异性哮喘的临床特点：①咳嗽持续发生或者反复发作1个月以上，常在夜间发生或在清晨发作性咳嗽，运动后加重，痰少；②化验或者其他检查表明没有明显的呼吸道感染征象或者经过长期的抗生素治疗无效；

③用支气管扩张剂可以使发作减轻；④有个人过敏史即伴有湿疹、荨麻疹、过敏性鼻炎等病史，也可以查出家族过敏史；⑤运动、冷空气、过敏原或者病毒性感染等诱发哮喘发作；⑥哮喘有季节性，多见于春、秋两季且反复发作；⑦胸部 X 线片显示正常或者肺纹理增加，但无其他器质性病变。

诊断标准：①咳嗽持续或反复发作 1 个月，常在夜间或清晨发作，运动后加重；②肺功能和胸片或肺 CT 显示正常，查体无阳性体征；③气道高反应性及可逆性气道阻塞，支气管舒张试验阳性，PEF 在吸入组胺或乙酰胆碱后下降率大于 20%；④抗生素和止咳药物无效，支气管扩张剂或皮质激素有效，并于停药后短期内复发；⑤有个人过敏史及家族过敏史；⑥排除其他原因引起的慢性咳嗽。

哮喘、慢性支气管炎与慢阻肺有何关系？

慢性阻塞性肺疾病与慢性支气管炎有密切的关系。慢性支气管炎是指气管、支气管的慢性、非特异性炎症。如患者每年咳嗽、咳痰达 3 个月以上，连续 2 年或更长时间，并可排除其他已知原因的慢性咳嗽，可以诊断为慢性支气管炎。当慢性支气管炎患者肺功能检查出现气流受限并且不能完全可逆时，诊断为慢性阻塞性肺疾病。肺气肿则指肺部终末细支气管远端的气道弹性减退，气腔出现异常持久的扩张，并伴有肺泡壁和细支气管的破坏而无明显的肺纤维化。如患者有慢性支气管炎合并肺气肿，肺功能检查出现不完全可逆的气流受限时，则可诊断为慢性阻塞性肺疾病。临床上，慢性支气管炎和肺气肿是导致慢性阻塞性肺疾病的最常见的疾病。积极预防和治疗慢性支气管炎和肺气肿，有助于减少慢性阻塞性肺疾病的发生和延缓疾病的进展。

虽然哮喘与慢阻肺都是慢性气道炎症性疾病，发作时都存在气流阻塞，但两者的发病机制不同，临床表现以及对于治疗的反应性也有明显差异，故目前认为哮喘与慢阻肺是两种疾病。大多数哮喘患者的气流受限具有显著的可逆性，是其不同于慢阻肺的一个关键特征。但是，部分哮喘患者随着病程延长，可出现较明显的气道重塑，导致气流受限的可逆性明显减小，临床难以与慢阻肺相鉴别。慢阻肺和哮喘也可以发生于同一个患者，而且这两者都是常见病、多发病，这种概率并不低。

哮喘与空气污染有关吗？

环境因素中主要包括某些激发因素，分为特异性和非特异性两种吸入物。前者如尘螨、花粉、真菌、动物毛屑等；非特异性吸入物如硫酸、二氧化硫、氯氨、甲醛、甲酸等。职业性哮喘的特异性吸入物如甲苯二异氰酸酯、邻苯二甲酸酐、乙二胺、青霉素、蛋白酶、淀粉酶、蚕丝、动物皮屑或排泄物等。

空气污染是目前全球的热点问题，普通百姓也知道要从身边小事做起，保护我们生活的地球。那么空气污染与哮喘有没有关系呢？空气污染包括室内的空气污染和室外的空气污染，由于人们，特别是年幼儿童在室内度过绝大部分时间，所以室内空气污染是更为重要的哮喘诱发因素。随着生活水平的提高，居室相对封闭导致的室内空气对流的减少、家庭装修的增多、化学装饰材料的多样化、煤气或天然气的燃烧、地毯的铺设和计算机的普及导致人们在居室中逗留时间的延长，使得室内刺激物对哮喘患者的影响越来越严重。室外空气污染包括工业烟雾、光化学烟雾、汽车废气、杀虫剂、农药等所造成的环境大气污染，其中主要包括二氧化硫、一氧化碳、二氧化氮、臭氧、大气飘散颗粒物等。显而易见，这些情况都会诱发或加重哮喘。

哮喘与气候有关吗？

哮喘的发病与气候的变化有着密切的关系，每到春末（4、5月份）、秋初（9、10 月份），气喘就会加重，真正到了炎炎夏季和寒冷的冬季反而减轻。究其原因，首先是气温、湿度、气压的影响。气温骤变可能影响机体的神经、内分泌及免疫功能，容易引起发病。湿度过高可增加人体的呼吸频率，从而诱发哮喘。同时湿度过高能促进细菌的繁殖和尘螨的滋生；相反，湿度过低可使呼吸道黏膜干燥，气道上皮细胞受损，从而加重病情。气压过低可使各种过敏原如花粉、尘螨、动物皮毛、细菌、灰尘与工业性刺激物不易向高处飘逸扩散，而易于向低处散落被吸入呼吸道，激发哮喘。某些雷雨天气也会使哮喘的发病增加。其次，春末秋初正是许多植物开花结果的季节，而植物过敏原（如花粉）是哮喘发病的主要原因之一。春秋两季空气中飘浮的吸入性过敏原种类多、密度高、数量大，哮喘容易发病。

由于气温、温度、气压和（或）空气中离子等改变时可诱发哮喘，故在寒冷季节或秋冬气候转变时较多发病。

哮喘与感染有关吗？

有关感染与哮喘的关系，可从两个方面来讨论。一是感染与哮喘发病的关系，二是感染与哮喘急性发作的关系。既往研究表明呼吸道感染，尤其是病毒性感染和哮喘发病密切相关。特别是儿童时期的病毒感染，常常引起哮喘的发病，其机制可能是通过刺激机体产生特异性 IgE，由 IgE 介导的 I 型变态反应所致。细菌感染是否会引起哮喘发病尚存在争议。国外的几项研究结果显示，曾患结核病、麻疹、甲型肝炎者，哮喘发病率反而降低。

过敏性哮喘患者的急性发作多与接触过敏原（如屋尘、花粉等）有关，感染的因素少见。但随着疾病的进展，感染在某些患者的急性发作中起越来越大的作用，特别是在中老年哮喘患者中多见。现在的问题是，很多哮喘患者包括医生，每次哮喘发作时无论青红皂白，都喜欢应用抗生素。实际上，据我们的统计由感染引起的急性发作只占一小部分，所以应客观分析，正确用药。

哮喘与运动有关吗?

有70%~80%的哮喘患者在剧烈运动后诱发哮喘,称为运动诱发性哮喘,或称运动性哮喘。患者典型表现是:运动6~10 min,停止运动后1~10 min 内支气管明显痉挛,许多患者在30~60 min 内自行恢复。运动后约有1小时的不应期,在此期间40%~50%的患者再进行运动则不发生支气管痉挛。临床表现有咳嗽、胸闷、气急、喘鸣,听诊可闻及哮鸣音。有些患者运动后虽无典型的哮喘表现,但运动前后的肺功能测定能发现有支气管痉挛。

运动性哮喘的发生与年龄、性别无关,但常见于儿童和青年,男童比女童多见,这与他们比较喜欢运动有关。决定运动性哮喘严重程度的重要因素是运动强度,但也与运动种类和方式有关。爬山跑步比游泳更容易发生运动性哮喘。

运动性哮喘的发病机制尚不清楚,但有诸多的解释:①气道热量和水分的丢失:气道温度下降,有利于支气管平滑肌细胞去极化而收缩;气道水分的丢失造成支气管纤毛周围呈暂时性高渗状态,当渗透压增加时亦会引起支气管平滑肌收缩;散热和散湿过程还能反射性的兴奋迷走神经,并可导致组胺和其他介质的释放;②缺氧性支气管收缩;③代谢性酸中毒;④炎症介质释放;⑤α受体兴奋性亢进等。

本病多见于青少年。如果预先给予色甘酸钠、酮替芬或氨茶碱等,则可减轻或防止发作。

哮喘与药物有关吗?

所有由药物导致的哮喘发作统称药物性哮喘,包括哮喘患者由于应用某些药物诱发哮喘或是哮喘加剧和无哮喘病史的患者因使用某些药物后引起的哮喘,其中以阿司匹林药物诱发的哮喘最为常见也最为典型。药物性哮喘的共同特征是哮喘发病前有明确的用药史，哮喘的发作或加剧与用药有明确的时间关系，停药后经过积极治疗哮喘症状可有不同程度的缓解或自行缓解，再次使用该类药物后又可再次诱发哮喘。

引起哮喘发作的药物有数百种之多，其中主要可分为以下几类：具有抗原性的药物；直接释放介质的药物；改变介质合成的药物；影响神经递质的药物；影响痰液清除的药物；影响平喘药代谢的药物。

具有抗原性的药物包括用于检测的和脱敏的过敏原、含动物蛋白的药物、抗生素和右旋糖酐等。变态反应的检测常用含有蛋白或类似物的过敏原，一般情况下比较安全，但偶尔可激发Ⅰ型变态反应。脱敏治疗的安全性通常比过敏原皮试更为安全，但用于防治花粉症的脱敏剂注射，有时可能发生明显的哮喘而不得不缩短疗程。许多抗生素可引起过敏反应，而哮喘是这类反应中最常见的，常见药物包括有青霉素、头孢菌素、红霉素、链霉素等。

直接释放介质的药物包括组胺、含碘造影剂、静脉麻醉剂、肌松药等。组胺常用于进行支气管激发试验，一般采用吸入剂量递增法，而且有肺功能的监测，因此是安全的，但偶尔可突然引起严重的支气管痉挛。用静脉麻醉剂硫喷妥钠做诱导麻醉时可引起过敏反应，严重时可因气道阻塞、呼吸循环衰竭而死亡。在静脉麻醉时几乎总是同时给肌松剂，硫喷妥钠与琥珀胆碱的联合使用无疑是引起支气管收缩反应最常见的原因。

改变介质合成的药物主要以阿司匹林为代表的解热镇痛药和非类固醇抗炎药。2.3%～20%哮喘患者因服用阿司匹林类药物而诱发哮喘，称为阿司匹林哮喘。患者因伴有鼻息肉和对阿司匹林耐受低下，因而又将其称为阿司匹林三联征。其临床特点有：服用阿司匹林可诱发剧烈哮喘，症状多在用药后2小时内出现，偶可晚至2～4小时。患者对其他解热镇痛药和非甾体抗炎药可能有交叉反应；儿童哮喘患者发病多在2岁以前，但大多为中年患者，以30～40岁者居多；女性多于男性，男女之比约为2∶3；发作无明显季节性，病情较重又顽固，大多对激素有依赖性；半数以上有鼻息肉，常伴有常年性过敏性鼻炎和（或）鼻窦炎，鼻息肉切除术后有时哮喘症状加重或促发；常见吸入物过敏原皮试多呈阴性反应；血清总 IgE 多正常；家族中较少有过敏性疾病的患者。神经递质类药物及影响其代谢和效应的药物都可能与哮喘症状有关，包括有胆碱能神经递质类药物，β 受体拮抗剂。胆碱可以引起支气管强烈的收缩，为此用醋甲胆碱进行非特异的气道激发试验广泛地用于哮喘，特别是早期哮喘的诊断和鉴别诊断。而且醋甲胆碱激发试验被公认为最安全可信的气道激发试验方法，即使如此，偶尔也可发生意外引起严重的支气管收缩。β 肾上腺素能受体拮抗剂如普萘洛尔等因阻断 β₂ 肾上腺素能受体而引起哮喘。

哮喘与饮食有关吗？

食物过敏性哮喘的发病机制较为复杂，但其发病必须包括两个基本条件，即患者本身的特应性素质和接触过敏性食物，只有当患者第一次摄入食物过敏原后，食物过敏原通过消化道进入血液循环，刺激机体产生特异性 IgE，才会处于致敏状态；当再次摄入同一过敏原时，即发生抗原–抗体反应、导致肥大细胞脱颗粒，释放出一系列炎性介质，导致毛细血管扩张、通透性增加、平滑肌痉挛和腺体分泌增多，大都属 I 型变态反应。由于作用于不同的细胞，因此表现出各种症状，如发生在支气管则发生哮喘，在胃肠道则可引起胃肠功能紊乱如腹泻、呕吐和腹痛等症状。

几乎任何食物都可诱发过敏症状，尤其在儿童，包括各种人类最常吃的食物如大米、小麦、白菜和土豆等。目前已知可以引起过敏症状的食物有数千种之多，但经实验证实可以诱发哮喘等呼吸道症状的食物仅数百种。由于我国和国外的饮食习惯不同，所以过敏的食物种类也有差异。目前在我国常见的过敏食物主要包括：奶及奶制品；禽蛋类，以鸡蛋为主；海产品及水产品；花生、芝麻等油料作物；豆类，以黄豆及豆制品过敏较为常见；某些具特殊气味的食物，如大葱、大蒜、辣椒、生姜等；食品添加剂，如食品调味剂、防腐剂、保鲜剂、着色剂等。成人哮喘因食物引起的较为少见，儿童则比较多见，应该引起足够的重视。

哮喘与精神因素有关吗？

患者情绪激动、紧张不安、易怒等，都会促使哮喘发作，一般认为是因为通过大脑皮质和迷走神经反射或过度换气所致。

精神因素诱发支气管哮喘的机制比较复杂。目前医学界的共识是，支气管哮喘是一种心身疾病，受生物学（身）、精神心理学（心）和社会诸因素相互作用的影响，应在生物-心理-社会医学模式下探讨其发病机制和防治措施。近年研究发现，支气管哮喘患者既有生物学上的病理生理损害，也同时伴有精神异常。过度通气可诱发哮喘的严重发作，而伴有精神忧虑的支气管哮喘患者，生理上对过度通气的敏感性升高，使哮喘更易发作。解剖学上发现，支气管哮喘患者可能存在与基因有关的脑部海马回功能异常，导致患者对过度通气的易感性，引起哮喘的发作，而海马回本身可接受大量的各种感觉刺激，使得支气管哮喘患者更易受到恐吓、精神紧张等的损害。临床上对一些病人可以考虑使用抗忧虑药，如丙米嗪、多塞平，不仅能够改善支气管哮喘患者的情绪紊乱，也能有效地减轻或缓解哮喘的发作。

调查发现，支气管哮喘患者中有忧虑性疾病素质者及家族性精神性疾病史者的发病率增加。相反适当调整精神因素会产生良好的治疗作用。如有的学生，参加考试时，哮喘易被引发而有的学生却从未发作。很多有经验的支气管哮喘患者，开始感到胸闷、气憋时，立刻静下心，放松情绪，喝些热开水，或正确吸入支气管舒张剂后，就可阻止哮喘的发作。另外，一个人的情绪状况还会受到家庭生活、工作环境等因素的影响。生活中经常会见到有些支气管哮喘儿童，每当父母亲发生争吵时哮喘发作的频率就会增加；有些患者因转学、调动工作单位等，由于对新环境不熟悉、不习惯、不适应，心情变得紧张忧虑而引发支气管哮喘。由此可见，一个良好轻松的社会环境、良好的卫生习惯、安定舒服的生活条件以及伙伴式的医患关系，都有助于将引起哮喘发作的危险因素减到最低程度。

哮喘与胃食管反流有关吗？

胃食管反流性疾病（Gastroesophageal Reflux Disease，GERD）是胃内容物（包括十二指肠液）通过食管下段括约肌频繁地收缩逆流到食管内而引起的一系列症状的临床症状群。胃食管反流与呼吸系统疾病特别是与哮喘之间存在着密切的关系。早在 1912 年，William Osler 就提出 GER 可诱发哮喘，并认为 GER 可直接刺激支气管或者间接来源于胃反射的影响诱发支气管哮喘，两者之间可相互影响，其形成的恶性循环可使哮喘难以控制。

近些年来，哮喘和胃食管反流之间的关系得到越来越多国内外学者的关注，大家普遍认为，胃食管反流是直接引起或加重支气管哮喘的重要原因，可能特别是许多夜间哮喘和难治性哮喘的常见原因。而且两者相互加重、互为因果。有研究显示，应用食管 pH 值仪监测观察，发现食管反流发生数分钟后会出现哮喘的发作；一天中患者反流发生和哮喘发生的时间段相吻合。胃食管反流的主要临床症状有胃灼热、反胃和吞咽困难等。加拿大的一项调查显示，支气管哮喘患者合并有胃灼热、反胃和吞咽困难症状的发生率分别为 77%、55% 和 24%。而普通人群中胃食管反流发生率仅为 5% ~ 8%。对伴有胃食管反流症状的哮喘患者经过抗反流药物或外科手术治疗后，其哮喘症状明显减轻或得到满意的控制。

哮喘与经济因素有关吗？

哮喘发病率高、危害性大、治疗费用昂贵，对人类卫生资源的消耗十分巨大。2000 年美国有关哮喘经济学研究显示美国该年用于哮喘患者的费用总计高达 127 亿美元，其中直接医疗费用为 81 亿美元，46 亿美元为疾病和死亡的间接花费，总费用较 1990 年增加了 102%。一个国家的经济因素对哮喘的发病率、病死率和哮喘预后也有重要的影响，这在发展中国家显得尤为突出。在哮喘人群中，由于病情的严重程度不同，其承担的经济负担也有很大差异，也严重影响着哮喘的预后。在临床上绝大多数哮喘患者属于轻、中度，例如在美国近 1400 万患哮喘的人群中，80% 以上都属于轻、中度患者，这部分患者由于对工作和收入影响不大，对哮喘的花费尚能承受，对生活质量影响也不大，而不足 20% 中度以上的哮喘患者由于反复发作，症状难以控制，要频繁急诊或住院，其产生的花费占整个国家哮喘费用支出的绝大部分，同时由于这些中-重度患者群的工作和学习能力下降，收入减少，生命和生活质量也降低。

从个人经济的情况上而言，哮喘患者对于治疗费用的曲解也是值得关注的问题。由于支气管哮喘属于慢性病，长期的抗气道慢性炎症是治疗的基础，也是预防疾病加重和病情恶化的主要手段。正确的用药方法应该是在长期吸入激素为主的基础上进行逐步调整阶梯式的治疗方案。但是很多经济较为拮据的哮喘患者认为每日的预防用药费用较高，起效也不如短效支气管舒张剂明显，价格又以茶碱最为低廉，所以长期使用对症为主的茶碱和（或）沙丁胺醇制剂。殊不知虽然平日的用药费用减少了，但急性加重的频率上升，每次急性加重所花费的费用（包括治疗费用、误工误学费用和家庭陪护费用）大大超过了日常规范用药的费用，而且使疾病进展更迅速，病情严重程度的增加也带来更高的治疗费用。国外大量临床经济学的研究结果很好的证明了这一点。

但我国的相关研究较少，希望通过结合国情的临床经济学研究，对哮喘防治各个环节的开支进行分析评价，设计和实施最有效、最经济的治疗方案，从而减轻哮喘患者的经济负担，降低哮喘的发病率、住院率和病死率，最终降低哮喘的防治总费用。

哮喘会遗传吗?

许多患者都会发现,哮喘与遗传是有密切关系的。尤其是过敏性哮喘的患者,遗传的概率高,或多或少地都会在家族中找到"同病相怜"的亲戚。

大量研究证实哮喘具有明显的家族性遗传倾向。在与哮喘患者有血缘关系的各级亲属中,患有包括哮喘在内的特应性疾病(如过敏性鼻炎、过敏性哮喘、过敏性荨麻疹、过敏性眼结膜炎)的患病概率较正常人明显增高,其发病概率:一级亲属>二级亲属>三级亲属(也就是父母>兄弟姐妹>表亲)。近年来进一步的研究以更为精确的数据表明,在父母有特应性疾病病史的子女中,罹患特应性疾病的概率大大增加,在父母双方均无特应性疾病时,其子女患特应性疾病的概率为0~20%;父母一方有特应性疾病时,其子女罹患特应性疾病的概率可升至30%~50%;父母双方均有特应性疾病时,患病的概率可高达60%~100%。某些研究表明母系对特应性疾病的遗传概率的影响比父系更大。在母系一方有特应性疾病时,其48%的子女可以遗传有特应性疾病,37%可患哮喘;在父系一方有特应性疾病的子女中,33%患有特应性疾病,25%罹患哮喘。

遗传因素固然在哮喘的发病中具有十分重要的作用,但并非所有具有遗传因素的都会发生哮喘,父母患哮喘的家庭中,兄弟姐妹数人,并非每人都会患哮喘。遗传因素只是使他们具有易患哮喘的体质,是哮喘发病的内因,但只有与环境因素相互作用后,才会导致哮喘的真正发病。

至于遗传因素是如何影响哮喘发病的目前还不十分清楚。大多数学者认为哮喘的发病是由多种基因控制的,这些基因主要调节免疫反应的特异性和强弱,如调控 IgE 的水平。但具体哪一个或几个基因在哮喘发病中起关键作用,还需要进一步明确。

目前,哮喘的相关基因尚未完全明确,但有研究表明可能存在有哮喘特异基因、IgE 调节基因和特异性免疫反应基因。常染色体 11q、12q、13q 含有哮喘基因,控制 IgE 的反应性。近几年国外对血清总 IgE 遗传学的研究结

果表明，调节总 IgE 的基因位于第 5 对染色体。控制特异免疫反应的不是
IgE 调节基因，而是免疫反应基因。免疫反应基因具有较高的抗原分子的识
别力，在小鼠实验中证实免疫反应基因位于第 17 号染色体上的 MHC 区域
中。有研究表明，人类第 6 号染色体上 HLA 区域的 DR 位点也存在免疫反应
基因，控制对某种特异性抗原发生免疫反应。所以，哮喘的发病过程受 IgE
调节基因和免疫反应基因的相互作用。此外，神经系统和呼吸系统中的细胞
受体的不同敏感状态，某些酶的先天性缺乏等可能也受到遗传因素的影响。
总之，哮喘与遗传的关系，有待深入研究探讨，以利于早期诊断、预防和
治疗。

哮喘与月经、妊娠有关吗？

育龄期女性的哮喘患者，可于月经期前一周内或月经期出现哮喘急性发
作或原有哮喘病情的进一步加重，依其发病的时间可分为月经期前哮喘及月
经期哮喘两类，临床将其统称为月经性哮喘。

本型哮喘的发病机制与内源性前列腺素分泌增多，体内黄体酮与雌激素
水平下降，痛经，月经前及月经期免疫状态的变化等因素相关。其中以内源
性前列腺素分泌增多的机制最为重要，目前研究表明该病与经前期紧张综合
征、因痛经而服用阿司匹林、服避孕药等因素无关。

由于月经性哮喘的发病机制尚未明确，且无大样本、长时间并有肺功能
检测的药物观察资料，治疗手段仍处于探索阶段。目前大多数学者认为，在
月经性哮喘发作前或发作期应采用与普通哮喘相同的阶梯治疗方案如吸入糖
皮质激素，给予支气管扩张剂等。曾经还用黄体酮替代治疗、炔睾酮、胸腺
素、非类固醇类抗炎剂等方式进行治疗。对于经内科保守治疗效果不佳仍有
反复重度发作者，可考虑卵巢切除术或子宫输卵管切除术。

除此之外，女性哮喘患者如果在经期哮喘有所加重的话，也可以通过适

当调整经期时使用的哮喘药物剂量来控制哮喘。同时，尽量调整心态，避免过度紧张也是很重要的。

妊娠对哮喘的影响并无规律性，有因妊娠哮喘症状改善者，也有恶化者，但大多病情没有明显变化。妊娠对哮喘的作用主要表现在机械性的影响及与哮喘有关的激素变化。妊娠晚期随着子宫的增大，膈肌位置升高，使残气量、呼气贮备量和功能残气量均有不同程度的下降，并使通气量和氧耗量增加。如果对哮喘能恰当处理，则不会对妊娠和分娩产生不良后果。

更年期会导致哮喘吗？

更年期与哮喘似乎是风马牛不相及，但最近欧洲一项多国研究向人们发出警告，女性进入更年期之后，患上哮喘等呼吸疾病的风险增大，所以女性绝经后，最好提高警惕，预防哮喘。其实，这样的例子在临床上也是很多见的。有些更年期妇女，本身可能或多或少的也存在一定的过敏体质。当呼吸道感染后，咳嗽迁延不愈，久而久之就出现了喘鸣。因此，在更年期因感染诱发的内源性哮喘概率很高。那么，更年期与哮喘发病之间的关系如何呢？

本型哮喘的发生机制较为复杂，主要与体内雌激素含量的改变相关。Carlson 等人研究证实绝经后老年女性中，激素替代治疗者的 FEV_1 较未进行激素替代治疗者显著提高，而发生气道阻塞现象则明显减少。Kos-Kuala 等的研究也证实经过激素替代治疗，哮喘患者的绝经期身心症状以及哮喘症状均有明显改善。雌激素通过以下方面与哮喘相关：促进肥大细胞的增生，增加肥大细胞的活性；雌激素能增加肺泡平滑肌上的 β_2 受体数量；雌激素可增加 NO 的合成和释放，从而松弛气道平滑肌；雌激素还能抑制单核细胞产生 IL-1，具有抗炎作用。但雌激素是起正面作用还是负面作用，目前尚无定论，尚需进一步研究。

另外，更年期妇女本身机体较为敏感，抵抗力也开始下降，更容易发生包括呼吸道感染等情况，发生哮喘后情绪又较为紧张，对哮喘以吸入激素为主的慢性持续期治疗方案顾虑较多（包括担心激素的不良反应）等，所以，这多方面的因素造成更年期的哮喘患者病情较重，不易控制。

哮喘与宠物有关系吗？

美国人群中哮喘患病率比我国高 6 ~ 8 倍，除了其他因素不同于我国外，专家还认为重要的原因之一是美国养宠物很普遍。70% 以上的美国家庭收养猫、狗等宠物。宠物在给人充当伙伴、带来舒适和乐趣、使孩子增加责任心的同时，也是诱发哮喘发作的一个原因。高达 20% ~ 30% 的哮喘患者家中养宠物。

宠物的种类估计多达上千种。其中猫和狗最常见，其次是鸟、鼠、兔、荷兰猪等。宠物在家庭中与人密切接触，所以可引起过敏反应，如哮喘发作。引起哮喘发作的过敏原是动物身上的皮屑，在显微镜下可看到它是一种微蛋白颗粒，当吸入鼻和肺或沉积到眼睛里时，就会引起过敏症状，如打喷嚏、流鼻涕、哮喘发作、眼痒等。猫和狗的皮毛所致的哮喘，已被许多特异性哮喘激发试验、特异性免疫试验所证实。微蛋白颗粒过敏原也存在于宠物的唾液和尿液中，接触了被它们的唾液、尿液污染的物品，也可引发哮喘。因此，许多患者虽不直接接触或密切接触这些宠物，但与宠物同处一个环境中，也可引发哮喘。宠物的毛本身不是重要的过敏原，但可黏附花粉、粉尘、真菌和其他过敏原，引起哮喘等症状。美国辛辛那提儿童医院医学中心研究小组报告说，对猫狗敏感的小孩子，患哮喘的比率高出其他小孩 24 倍，甚至比家族有此病例的小孩都要高出 1 倍。

婴儿湿疹与哮喘有何关系?

婴儿湿疹及哮喘均为变态反应性疾病,经过科学家们对大量流行病学调查后发现,患喘息性支气管炎(很可能就是哮喘的前驱病)的孩子,如在哺乳期患过婴儿湿疹,则将来发展为哮喘的可能比无此病史的孩子要高很多。患婴儿湿疹的小儿,由于过敏性体质,除皮肤湿疹外,黏膜的过敏症状也很常见,例如感冒之后呼吸道腺样体的分泌特别多,延续的时间比一般孩子长。父母常诉说孩子喉头有痰,入睡后呼噜声响,胃肠道对食物过敏分泌增多,表现为大便次数多,带少许黏液的绿色大便,但食欲不受影响,体重也不减轻。部分孩子由于气道过敏而容易发展成为哮喘。所以在诊断哮喘时,要重视婴儿湿疹的病史。

为什么哮喘儿童在青春期症状好转?

根据目前报道的儿童哮喘资料,约有 80% 的患儿,到青春期可以完全治愈,70% 的患儿在 10 岁以后即不再发作。这与下列因素有关:

(1)人到青春期时体内各种功能基本发育成熟。哮喘与内分泌功能有关,患儿及时得到适当的治疗,减轻疾病对机体的影响,待到青春期时,内分泌功能逐渐成熟,使哮喘得到控制。

(2)患儿体内存在着对过敏原产生的抗体,但在儿童期抗体量少,机体的免疫调节能力较差,不足以消除体内过敏原,因而哮喘发作频繁,程度较重。在青春期前后,随着年龄增长,机体免疫力增强,同时,也由于脱敏等治疗方法的缘故,哮喘等症状得到减轻。

(3)环境条件的改善,往往能减少空气中的花粉、灰尘、真菌等吸入物或其他刺激物,而使哮喘减轻。

(4)随着年龄的增长,患儿参加体育锻炼,增强了体质,机体抗病力及抗感染力增强，从而减少和控制了哮喘的发生。但儿童哮喘还是要早期积极治疗的。

哮喘与吸烟有关吗？

烟草燃烧是室内刺激物的一个常见来源。烟草燃烧可产生大量的气体和颗粒物质，已知在烟草烟雾中有 4500 种化合物和污染物，其中有可吸入颗粒、多环碳氧化合物、CO、CO_2、NO、尼古丁、丙烯醛及其他氮氧化物。儿童对吸烟较成人有更多的呼吸暴露。儿童被动吸烟，其侧流烟雾对呼吸道的刺激更强，目前的研究已明确：吸烟可引起儿童下呼吸道症状增加，使哮喘发病和哮喘恶化的危险性增加。

哪些人易患哮喘？

哮喘是遗传因素与环境因素共同作用的结果，本病是一种多基因遗传病，其中过敏体质与本病关系密切。

哮喘的发生取决于内因与外因两方面，前者为宿主因素，后者为环境因素。宿主因素即我们所说的易感因素，与遗传有一定的关系。已有证据证明哮喘发病具有家族性。具有哮喘或变应症家族史的患者患哮喘的概率显著高于普通人群。大部分患者都是在孩提时代或青年期开始发病，亦有少部分在中年或老年才开始发病。

但是存在易感因素并不意味着一定会发展为哮喘。即父母是哮喘患者，其子女不一定都患有哮喘，只是比别的孩子更容易患哮喘，或者说患哮喘的机会多一些。而一个人是否会患哮喘，特异体质的内因和环境因素的外因起决定作用。根据在哮喘发病中的作用又将各种环境因素分为两类：一类是致病因素，这类因素可使既往从无哮喘的人气道致敏，引起哮喘的首次发病。另一类是诱发因素，在已患哮喘的基础上诱发哮喘急性发作。需要注意的是有些环境因素，如尘螨、花粉等既可作为致病因素引起哮喘的首次发病，又可引起哮喘的急性发作。

多数患儿以往有婴儿湿疹、过敏性鼻炎、食物或药物过敏史，哮喘的形成和反复发作往往又是环境因素（如过敏原吸入、呼吸道感染和寒冷刺激等）综合作用的结果。哮喘的发生与胖瘦没有直接关系。

什么是老年哮喘？

老年哮喘特指60岁或60岁以后新发生的哮喘（简称晚发老年哮喘），所以不包括60岁以前发生的哮喘病例。从广义上讲，凡有哮喘症状，年龄超过60岁的病例也可称为老年哮喘。

老年哮喘的发病机制与一般哮喘相同，但不同之处是：老年人中长期吸烟者多，吸烟可引起气道高反应性，而气道高反应性正是哮喘的主要病理生理特点之一；老年人更易患高血压、缺血性心脏病等，使用各种β受体激动剂，易诱发支气管痉挛而导致哮喘发作；老年人易出现胃食管反流，可以通过微量误吸和迷走神经反射引起支气管收缩和痉挛，导致哮喘发作。此外，非甾体类消炎镇痛药物的应用、上呼吸道反复感染、肺功能退化等各种因素对老年哮喘的发病都起到促进作用。

哮喘易在什么季节发作？

患者小李，25岁，自诉哮喘病史十余年，平时没有任何症状，与健康年轻人一样工作、学习，可是，几乎每年到了4月份、9月份，"哮喘"就像一位"老朋友"一般，每年2次定期来访。小李也感到很困惑，哮喘发作就这么"准时"吗，难道就没有什么办法可以预防吗？

其实，这与哮喘发作特点中的季节性有关。哮喘的发病与气候的变化有着密切的关系，不同的季节，哮喘的发病有较大的差异，很多哮喘患者对此可能深有体会，每到春末（4、5月份）、秋初（9、10月份），季节交替时，气喘就会加重，真正到了炎炎夏天和寒冷的冬天反而减轻，与常见的"老慢支"不同。首先春秋季节交替时，气温忽冷忽热，若不注意冷暖变化，及时添减衣物，很容易发生上呼吸道感染，而前文所述，上呼吸道感染是哮喘最常见的诱因；同时季节交替，导致气候变化，其中气温的变化本身就是一种刺激因子，导致体内神经内分泌环境失衡，造成支气管黏膜毛细血管扩张，气道分泌物增加；而气压过低可使各种过敏原如花粉、尘螨、动物皮毛、细菌、灰尘与工业性刺激物不易向高处飘逸扩散，而易于向低处散落被吸入呼吸道，激发哮喘。某些雷雨天气也会使哮喘的发病增加。

此外，许多患者对花粉过敏，而春秋季节正是植物开花结果的季节，空气中飘浮大量花粉、植物种子等过敏原，容易诱发哮喘的发作。已知春季开花的花草、植物有90余种，有豚草、释草、车前草等花粉。季节性哮喘发作的主要原因是大量接触这些过敏原。我国南方沿海地区的梧桐、桑树、柳树、枫杨花粉季节在春天，因而晚春初夏的5月到6月间哮喘的发作次数增加。草本花粉和蒿树植物（我国北方多见）的花粉期在夏末初秋，而种子花粉晚秋为多，所以每年9月到11月也为哮喘的发病高峰期。对于另一种我国哮喘患者常见的过敏原——尘螨，其容易在春秋传播、繁殖，因此也是导致哮喘在春秋发病率升高的原因。

哮喘为什么夜间容易发作？

哮喘夜间发作的原因有很多，举例如下。

（1）过敏原因素。患者接触过敏原是引起哮喘的主要原因。但接触过敏原后不会马上发作，一般在接触过敏原6～8小时后哮喘才开始发作，所以哮喘多在夜间发作。

（2）生理节律因素。白天肺功能相对较强，夜间肺功能相对较弱。夜间人的肾上腺皮质激素分泌减少，抗过敏能力明显下降，由此导致哮喘容易在夜间发作。

（3）睡眠体位因素。睡眠姿势有仰卧位、侧卧位之分，仰卧位时气管的呼吸阻力明显增加，容易出现呼吸暂停现象。由于缺氧引起支气管痉挛，导致哮喘发作，侧卧位可以减少气管的呼吸阻力，预防或减少哮喘发作。

（4）胃食管反流因素。夜间睡眠时，因为体位的原因，胃内的食物或胃液可能反流到食管中，又因呼吸作用误吸入气管中，引起支气管的痉挛。

（5）炎症因素。大多数哮喘患者有鼻窦炎或气管炎。夜间鼻窦炎的分泌物增多，气管的炎症反应也重一些，这也是引起哮喘发作的重要因素。

（6）空气干燥因素。一般来说，夜间的空气比白天干燥，而干燥的空气会诱发支气管痉挛，使哮喘发作。

单纯的咳嗽也是哮喘吗？

每个人都有咳嗽的经历，咳嗽是呼吸道最常见的症状，正常咳嗽反射是人的生理功能，可以帮人类清除呼吸道的分泌物，这些分泌物经常会吸附外来的颗粒物或病原体，因此适当的咳嗽反射对人类是有益的。但严重、频繁的咳嗽会影响患者的情绪、社交及正常的工作和生活，因此给很多患者带来困扰。临床上慢性咳嗽的原因非常多：除了常见的肺炎、肺结核、肺癌、慢性阻塞性肺疾病等，很多咳嗽因胸片上无明显的器质性病变而无法明确病因，患者经常辗转就诊，反复使用抗生素和尝试各种咳嗽药物都无效，有的咳嗽会困扰患者十余年却无法明确诊断。国外研究显示，因咳嗽就诊的患者占呼吸专科门诊患者的 80% 以上，平均每个慢性咳嗽的患者就诊过 7.4 个医生，平均每个患者做过 8.5 次检查，可见咳嗽同样可造成严重的医疗负担和社会负担。

咳嗽虽然只是一种症状，但不少国家还是把胸片无显著异常的咳嗽诊断程序流程进行了规范，我国于 2005 年也制定了第一版的咳嗽诊断和治疗指南。根据指南咳嗽按病程分为急性、亚急性和慢性咳嗽，超过 8 周的咳嗽称为慢性咳嗽。在慢性咳嗽的病因中包括：上气道咳嗽综合征（Upper Airway Cough Syndrome，UACS）、胃食管反流性咳嗽（Gastroesophageal Reflux Cough，GERC）、变应性咳嗽（Atopic Cough，AC）、咳嗽变异性哮喘（Cough Variant Asthma，CVA）、嗜酸性粒细胞性支气管炎（Eosinophilic Bronchitis，EB）等。我国流行病学资料显示，在中国胸片正常的慢性咳嗽患者中有 30% 以上是由于咳嗽变异性哮喘导致的；上海的一项研究显示：在呼吸科门诊，以咳嗽为主要症状的患者，在排除器质性病变后，有 46% 患者的咳嗽是由于咳嗽变异性哮喘引起的。

咳嗽变异性哮喘是哮喘的一种特殊类型，发作是以咳嗽为主要症状，常常是哮喘早期的一种表现形式，但哮喘症状不典型，患者常无明显的喘息症状和体征，研究显示有 1/3 的咳嗽变异性哮喘患者可以演变为典型的哮喘患者。对于以顽固性咳嗽为主要表现、胸片、肺功能等常规检查正常，尤其是常规抗感染、止咳、化痰效果不佳的患者需要警惕，这些患者经常咽痒难受，吸入冷空气或说话、饮食就会激惹咳嗽症状，咳嗽多为干咳，并且以夜间或凌晨为重，咳嗽剧烈的患者可伴有呕吐或小便失禁，有些患者有呛咳的表现，但剧烈的咳嗽不伴有明显的喘息症状。仔细询问这些人经常伴随过敏体质或患有过敏性眼炎、过敏性鼻炎和咽喉炎及荨麻疹等，仔细询问病史特点对诊断咳嗽变异性哮喘至关重要。那么，怎么诊断咳嗽变异性哮喘呢？患者需要以下检查：①过敏原测定，包括过敏原皮试及血清特异性过敏原测定。②查血嗜酸细胞绝对计数往往升高。③血清免疫球蛋白 IgE 升高。④行支气管激发试验。⑤呼出气一氧化氮的测定，明确气道过敏性炎症的程度。在诊断咳嗽变异性哮喘中支气管激发试验尤为重要，支气管激发试验是指通过药物、运动、蒸馏水或高渗盐水、过敏原等刺激，使支气管平滑肌收缩，再用肺功能做指标，判定支气管狭窄的程度，以此判断哮喘发病原因、协助诊断与指导治疗。在临床上开展的激发试验主要是通过药物激发，该检查操作简便、比较安全、廉价，是咳嗽变异性哮喘诊断必不可少的项目，目前主要在三级医院和部分二级医院呼吸科的肺功能室开展；对于慢性咳嗽又找不到原因的患者需要到呼吸科就诊并进行该项检查。治疗药物方面，咳嗽变异性哮喘本质也是哮喘，为避免转变为典型的哮喘需要抗感染治疗，这种炎症不是感染性炎症，不要滥用抗生素，主要是通过吸入糖皮质激素控制，当然还可以使用抗白三烯的药物，咳嗽剧烈者可加用支气管扩张剂联合治疗。咳嗽变异性哮喘的治疗疗程要不少于 8 周，甚至长达半年以上，定期随访，在医生指导下调整药物是必需的。

什么是GINA（全球哮喘防治创议）？

支气管哮喘是当今世界最常见的慢性疾病。近 10 年来，哮喘的患病率和死亡率均呈上升趋势。因此，哮喘已经作为一个全球性的严重的健康问题，引起了世界各国的极大关注。

1994 年世界卫生组织（WHO）和美国国家心肺血液研究所（National Heart lung and Blood Institute，NHLBI）、美国国立卫生研究院（National Institutes of Health，NIH）组织了全球 17 个国家的哮喘专家参加的专门小组采用循证医学的方法，参阅近年来有关哮喘研究的最新文献，共同制定出有关哮喘的防治指南，用于哮喘的管理和预防的全球策略——GINA 方案，GINA 全称是 Global Initiative for Asthma，中文译做哮喘全球防治创议。

GINA 的目的是提供科学的管理措施和最佳的哮喘防治方案，帮助医生和护士及公共卫生官员采取积极行动，控制并理想地预防治疗哮喘，减少个人和社会的负担，节省经济开支，减少哮喘的发病率、患病率和死亡率。

GINA 为医生和护士提供了诊断护理患者的建议；为公共卫生官员提供了制定决策的信息资料；为项目管理者提供了制定哮喘计划的指导方针；为保健工作者、健康教育者提供了对患者的教育材料和建议。结合当前国内多数哮喘患者不能得到科学、规范、合理的治疗的状况，及某些误导性宣传的存在，非常有必要让更多的医生和患者了解 GINA 方案，并在实施中受益。

GINA 方案的主要内容包括：

1. 对哮喘的新认识

哮喘不再被认为是一种单纯的支气管痉挛的急性发作，而是一种气道的慢性变态反应性炎症。炎症使气道致敏或出现气道高反应性。它可以引起咳嗽、喘息、胸闷或呼吸困难症状。单纯的慢性或反复性咳嗽极有可能是哮喘的类型之一。

2. 哮喘的诊断

确定患者有无哮喘，需要了解病史和进行必要的体格和实验室检查。反复和夜间加重的咳嗽、反复发作的喘息和呼吸困难、反复的胸闷，症状在夜间及下列情况下发生或加重：运动、呼吸道感染、温度改变、剧烈的情绪变化等，接触尘螨、有皮毛的动物、烟雾、花粉等是哮喘的主要发病诱因。肺功能检查对于哮喘诊断的确立是必要的。值得注意的是，胸部检查正常不能排除哮喘，许多夜间发作的患者，白天就诊时可能没有任何异常。

3. 哮喘的控制

新的哮喘治疗方案的主要特点是合理的药物选择和分级的阶梯式治疗。治疗哮喘的药物主要包括抗炎药、支气管扩张剂和抗过敏药物。激素是治疗哮喘的主要抗炎药；支气管扩张剂的类型很多，他们通过受体作用于支气管平滑肌扩张气管；抗生素不能治疗发作，只对伴有肺炎等细菌感染的患者适用。哮喘的预防重于治疗，合理的预防，特别是吸入性激素的预防和治疗，今天已被提到非常重要的位置。

哮喘的本质性病变是一种炎症，一种变态反应性炎症。对付这种炎症的最佳治疗是激素，从这一角度讲，激素是抗炎药。但是由于长期应用口服或静脉滴注激素所引起的不良反应，使患者对激素充满了顾虑，极不情愿使用激素。近几年来研制的吸入性激素是一种呼吸道局部作用很强，又不引起不良反应的抗哮喘性炎症药。它的临床应用，使众多的患者不但改变了哮喘的发展过程，而且改变了疾病的结果。合理地用药及预防性吸入激素的使用，可以使患者的哮喘得到最佳控制。这意味着最少的发作、无急症就诊、最低限度的用药和没有或极少药物不良反应。

哮喘的发作分为间歇发作、轻度持续发作、中度持续发作和重度持续发作四级。不同的发作级别有相应的治疗措施和药物选择。快速缓解药物以短效的支气管扩张剂为主，为了终止发作吸入足够的短效支气管扩张剂是基本的治疗。预防发作以吸入性激素为主，辅以长效支气管扩张剂。应根据发作的严重程度归入相应的级别，可及时、有针对性地终止和控制发作。同时，还要根据病情的变化采用升级或降级治疗。

4. 哮喘的管理和患者的教育

哮喘的管理包括发作期的管理和日常的管理。发作期的管理包括对病情严重程度的估计和如何有针对性地采取相应的措施，根据病情决定门诊治疗、住院治疗还是送急诊抢救。日常的管理重点在于合理地进行预防性治疗和避免接触哮喘的触发因素。对患者的教育应使患者对哮喘的防治由被动变为主动；让患者在医生的指导下对哮喘有一个长期的防治计划，知道如何监测病情的变化和采取相应的措施；如何用峰值流速仪（一种小型的，简易和廉价的监测呼吸道通畅程度的仪器，为患者自己携带和使用），像高血压患者监测血压一样监测哮喘的病情变化；如何正确用药、了解快速缓解用药和长期预防用药的区别；如何有效地避开哮喘的触发因素，合理地使用预防性治疗；如何在病情逆转的早期寻求医疗帮助，避免病情变化；如何在危急的时候及时得到救治。

从治疗经济学讲，日常少量吸入激素的预防性治疗比反复发作去医院就诊的花费要少得多。主动地保护自己比被动应付发作，无论在节约医疗开支还是保持健康的、高质量的生命和生活质量方面都是非常必要的。认真地按照 GINA 方案去做，会最终战胜哮喘，赢得健康。

GINA 的推出为医生和患者提供了哮喘规范化治疗的纲领。由于这个纲领几乎集中了全球医学界的智慧，代表了哮喘研究的最新进展，所以一经发表受到了广泛的欢迎。中华医学会呼吸分会参照 GINA，结合我国实际专门制定了符合中国国情的哮喘指南，有助于我国哮喘患者和医生进行哮喘的规范化治疗。

NIH 有专门的网站公布 GINA 的内容，网址是 https://ginasthma.org/，大家不妨上网查看。

什么是世界哮喘日？

哮喘是一种常见的呼吸道疾病，被世界医学界公认为四大顽症之一，被列为十大死亡原因之最。它严重危害人们身心健康，减弱劳动能力，降低生活质量，且难以得到根治，易反复发作，轻者伤身，重者致人丧命，因此防治哮喘刻不容缓。鉴于哮喘的发病率、病死率高，并且还有进一步增加的趋势，对社会和个人造成严重的影响，1998 年 12 月 11 日，在西班牙巴塞罗那举行的第二届世界哮喘日的开幕式，全球哮喘防治创议委员会（GINA）与欧洲呼吸学会（European Respiratory Society，ERS）代表世界卫生组织（WHO）提出了组织世界哮喘日活动的建议，并将该日作为第一个世界哮喘日。自2000 年起，每年 5 月第二周的星期二都举行宣传活动。世界哮喘日的宗旨是：使人们意识到哮喘是一个全球性的健康问题；宣传已经取得的科技进步；并促使公众和有关当局参与实施有效的管理方法。

设立哮喘日意义在于：

（1）引起全社会对哮喘这一全球性健康问题的关注；

（2）交流哮喘治疗方法和患者宣教领域的新进展；

（3）使哮喘管理方案能够得到充分有效的实施。

每年的世界哮喘日都有一个主题：

1998 年 12 月 11 日第一个世界哮喘日，主题是"帮助我们的儿童呼吸"。

2000 年 5 月 8 日第二个世界哮喘日，主题是"让人人正常的呼吸"。

2001 年 5 月 3 日第三个世界哮喘日，主题是"联合起来战胜哮喘"。

2002 年 5 月 7 日第四个世界哮喘日，主题是"认识哮喘"。

2003 年 5 月 6 日第五个世界哮喘日，主题是"重视哮喘，健康生活"。

2004 年 5 月 4 日第六个世界哮喘日，主题是"重视哮喘，减轻负担"。

2005 年 5 月 5 日第七个世界哮喘日，主题是"重视哮喘、认识过敏性鼻炎"。

2006 年 5 月 2 日第八个世界哮喘日，主题是"满足哮喘患者的需要"。

2007 年 5 月 1 日第九个世界哮喘日，主题是"哮喘是能够控制的"。

2008 年 5 月 6 日第十个世界哮喘日，主题是"控制哮喘你能行"。

2009 年 5 月 5 日第十一个世界哮喘日，主题是"控制哮喘你能行"。

2010 年 5 月 4 日第十二个世界哮喘日，主题是"控制哮喘你能行"。

2011 年 5 月 3 日第十三个世界哮喘日，主题是"哮喘是能够控制的"。

2012 年 5 月 1 日第十四个世界哮喘日，主题是"哮喘是能够控制的"。

2013 年 5 月 7 日第十五个世界哮喘日，主题是"哮喘是能够控制的"。

2014 年 5 月 6 日第十六个世界哮喘日，主题是"哮喘是可以控制的"。

2015 年 5 月 5 日第十七个世界哮喘日，主题是"哮喘是可以控制的"。

2016 年 5 月 5 日第十八个世界哮喘日，主题是"哮喘是能够控制的"。

什么是职业性哮喘？

职业性哮喘（Occupational Asthma，OA）是指在职业生产活动中接触职业性致喘物引起的哮喘，与支气管哮喘同属气道阻塞性疾病，是前者的一种类型。近年来，职业性哮喘发病率逐年增加，在世界范围内约占成人哮喘的10%，估计美国这一比例约为 2%，日本为 15%，我国为 2% ～ 15%。职业性哮喘的治疗费用也随着发病率的增高，逐年攀升，也成为一些国家的财政负担。

目前已知可导致职业性哮喘的致喘物有 400 多种，包括动物、昆虫抗原（实验动物、谷物、螨、蚕、酪蛋白），植物、木材、植物胶（乳胶蛋白、木屑或树皮），生物酶类（胃蛋白酶、木瓜蛋白酶、枯草杆菌蛋白酶），金属类（钴、铂、镍），其他化学物质（甲醛、活性染料、苯、偶氨重碳酸盐）等。随着工业门类和产品的不断拓展，新的化学制品增多，职业致喘物也会不断增加。化学因素所致的职业性哮喘发病机制非常复杂，包括免疫与非免疫性气道上皮损伤、气道重塑、氧化应激、神经源性炎症以及遗传因素等机制。

根据病因职业性哮喘又可分为过敏性职业性哮喘和刺激性职业性哮喘，前者通常是由免疫球蛋白 E（Immunoglobulin E，IgE）介导的免疫性职业性哮喘，后者为较高水平的刺激物诱发的非免疫性职业性哮喘。在职业性哮喘的诊断过程中，常需要与非职业性危害因素所致的过敏性哮喘（Allergic Asthma，AA）鉴别。无论是 OA 还是 AA 均归属于反应性气道功能障碍综合征。

典型的职业性哮喘往往是在工作期间或工作后数小时发生气促、胸闷、咳嗽、喘鸣，常伴鼻炎和（或）结膜炎。工作日的第一天（如星期一）症状最明显，周末、节假日或离开工作场所后，上述症状缓解，但这些患者重新上班时，喘息等症状又发作。因此，有人称它为"星期一"综合征。若患者持续接触这些致喘物，则哮喘等症状一般持续存在。因此，三班制的工作人员，昼夜都可发病，使哮喘与工作的关系变得不清楚。值得注意的是，许多初发者常因咳嗽、咳痰、鼻炎等被误诊为"支气管炎"。也有一些患者只表现为胸闷，常被误诊为冠心病等。所以健康不吸烟者出现慢性支气管症状时，应注意是否与工作有关。

什么是运动性哮喘？

运动性哮喘的诊断常采用运动诱发试验，包括有跑步、自行车功率试验和平板车运动试验，以 FEV_1、PEF 下降的百分数为量化指标来判断严重程度。其计算公式为：

降低（%）=（运动前数值 − 运动后数值 / 运动前数值）×100%

如果运动后所测得的数值较运动前降低 15% ～ 20% 就可诊断为运动性哮喘。FEV_1 下降 20% ～ 40% 为轻度，FEV_1 下降 40% ～ 65% 为中度，FEV_1 下降 65% 以上为重度。

疑有运动性哮喘的患者，基础 FEV_1 大于预计值的 70% 者可考虑进行运动诱发试验，但下列情况属于禁忌：高血压、各类器质性心脏病、心律失常或心力衰竭；哮喘发作期；不能完全排除肺栓塞；肺动脉高压；胸痛；有晕厥史；年老体弱者；肌肉关节疾患及行动不便者。运动诱发试验前必须停用支气管扩张剂，一般口服皮质激素和口服平喘药要停用 24 ～ 36 小时，吸入气雾剂必须停用 8 ～ 12 小时，使用长效平喘药物者，运动试验前停药时间需更长，以免影响检查结果的准确性。运动试验需备有适当的抢救措施，应在专业医务人员指导下进行。

哮喘患者的典型症状有哪些？

支气管哮喘是一种常见的肺部过敏性疾病。分为外源性支气管哮喘（有过敏原接触史的），内源性支气管哮喘（有呼吸道感染、药物或粉尘接触史的）。无论外源性和内源性，临床表现基本相似，即由于支气管平滑肌痉挛，黏膜充血，水肿和分泌物增加而反复出现胸闷、呼吸困难、咳嗽、咳痰、痰白有气泡不易咳出，并在后半夜发作居多。患者多采用坐位两手前撑、两肩耸张、额部冷汗，严重时唇指发绀。该病多发于有遗传过敏体质、免疫功能下降和神经系统功能失调紊乱等患者身上，而气候突变、饮食不当、情志失调、过度劳累则是其诱发原因。传统的药物治疗只能缓解症状而难以治愈。

根据我国中华医学会呼吸病分会哮喘学组，也就是我国专科疾病诊治的权威专家组制定的最新（2008）支气管哮喘的防治指南中指出，哮喘典型的症状包括：

（1）反复发作喘息、气急、胸闷或咳嗽，多与接触过敏原、冷空气、物理、化学性刺激以及病毒性上呼吸道感染、运动等有关。

（2）发作时在双肺可闻及散在或弥漫性，以呼气相为主的哮鸣音，呼气相延长。

（3）上述症状和体征可经治疗缓解或自行缓解。

哮喘发作有哪些特点？

（1）有支气管哮喘长期反复发作的病史，有长期性和发作性（周期性）。

（2）部分患者有过敏性疾病病史和家族性哮喘病史。

（3）哮喘的发病大都与季节和周围环境、饮食、职业、精神心理因素、运动和服用某种药物（如阿司匹林、吲哚美辛、磺胺类、生物制品）有关，或在半夜睡眠中突然发作。

（4）发作时胸闷气急，呼吸急促，呼气长，吸气短，伴有哮鸣音。

（5）哮喘发作可自然缓解，或经用支气管舒张药（如肾上腺素皮下注射或氨茶碱静脉注射）后立即缓解。

（6）哮喘的特点是支气管的高反应性和气道的可逆性阻塞，因此，吸入特异性或非特异性激发物质后，1秒用力呼气量可下降，吸入平喘气雾剂后可提高。

哮喘发作的先兆症状有哪些？

支气管哮喘发作最常见的先兆症状为胸闷、咳嗽、过敏性鼻炎或上呼吸道感染等。过敏性鼻炎以喷嚏、流鼻涕、鼻痒、眼痒、流泪等症状群。

先兆期到哮喘发作的时间不一致，可从几秒、几分钟至数日，但大部分在数分钟内即可发作。妇女在月经前乏力、咳嗽，小儿在发作前有烦躁不安或少动、精神不佳等先兆症状。如能详细询问病史，肯定其先兆期症状，在先兆期内及时防治，则对控制哮喘发作很有益。一旦哮喘已经发作，再寻医用药控制较为困难。但并不是每一次哮喘发作都有先兆症状，有时吸入某些物质可突然发作，更多的是在睡眠中突然惊醒而发作。由于每一个患者的先兆症状轻重不一、或有或无、表现各不相同，应密切观察。

哮喘患者发作时痰为什么不易咳出？

不少哮喘患者在哮喘急性发作时，特别是发作严重时，都感觉有痰却咳不出来，导致憋喘的症状愈加明显，这其实与气道黏液栓的形成不无关系。气道黏液栓是有黏稠的痰液、脱落的上皮细胞、白细胞、吞噬细胞、夏科-莱登结晶等成分共同缠绕包裹而形成，可在各级支气管管腔内形成。气道黏液栓一旦形成，即使在支气管痉挛缓解之后也不易清除，其发生机制与以下因素有关：

（1）气道慢性炎症可导致黏液腺分泌亢进，气道内分泌物增多，加上哮喘急性发作时，迷走神经功能亢进，杯状细胞分泌液增多。

（2）哮喘的反复发作和慢性炎症可损伤气道内的纤毛－黏液传输功能，使中小气道的分泌物不易排出。

（3）哮喘急性发作时，张口呼吸、出汗等水分大量丧失，而摄入量不足，造成体内脱水，容易使痰液黏稠，难以咳出。

（4）支气管痉挛可导致痰液引流不畅，极易继发细菌感染，而使痰液更加黏稠，易形成痰栓。

气道黏液栓塞有哪些特点？

因为气道的黏液栓阻塞在哮喘急性发作时出现，易被哮喘症状所掩盖，而且通常缺乏典型的 X 线征象，常因肺纹理增多或多发性小斑片影而易误诊为哮喘合并肺部感染，故临床上非常容易漏诊，所以我们应对此症的临床特点加以重视：

（1）主要见于中、重度哮喘发作患者，尤其是危重哮喘状态。

（2）2 岁以下哮喘患儿呼吸道中纤毛细胞较少，而杯状细胞较多，因而更容易形成痰栓阻塞气道形成肺不张，多呈局限性肺不张，且右侧多于左侧，女孩多于男孩。

（3）重症哮喘并发黏液痰栓广泛阻塞外周气道，临床上表现为发绀、气急症状加重，但两肺哮鸣音逐渐降低甚至消失。

气道黏液栓塞怎么处理？

在临床上怀疑存在气道黏液栓阻塞气道的可能时，我们要积极采取措施，避免进一步肺不张、阻塞性肺部感染、窒息、呼吸衰竭甚至哮喘猝死的发生。处理方法：

（1）充分补液以纠正脱水，充分湿化气道和稀释痰液。

（2）自下而上叩拍背部，每次约 10 min，每天 2～3 次，可有助于气道内痰栓脱落咳出。

（3）静脉应用抗生素以控制支气管和肺部感染。

（4）早期足量使用糖皮质激素，可减少气道黏液的分泌。

（5）已建立人工气道的患者，每小时滴入生理盐水 10 ml 湿化气道，也可经人工气道插入纤维支气管镜分段进行支气管灌洗，每次注入温生理盐水 20～40 ml 后负压吸出。

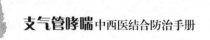

（6）危重哮喘并发黏液痰栓阻塞者，可通过支气管镜做支气管-肺泡灌洗（BAL），冲洗痰栓，促进排出。

什么是肺功能检查？

肺功能测定是一项十分重要的呼吸系统疾病的诊治技术。肺功能测定能客观地检验呼吸系统，识别可能被忽略的异常肺功能，协助疾病的诊断和鉴别诊断，评定治疗效果，有很大的临床价值。肺功能主要用于检测呼吸道的通畅程度、肺容量的大小，了解通气功能的损害程度，鉴别肺通气功能障碍的类型如：阻塞性、限制性、混合型通气功能障碍。肺功能检查可作为诊断慢阻肺的"金标准"。

做肺功能检查基本不会有任何痛苦，医生通常会让患者夹住鼻子用嘴来呼吸，再做一些配合医生口令的吸气和呼气动作。在肺功能检查的过程中应该注意的是：

（1）因为鼻子被夹住，所以应该学会用嘴来呼吸。

（2）尽可能闭紧口唇，保证在测试的过程中不会漏气。

（3）尽可能配合医生的口令，及时做出呼气和吸气的动作。

（4）尽最大的能力吸气，然后配合医生以最大力量呼出。

哮喘患者肺功能检查有什么意义？

支气管哮喘患者的肺功能特征性改变包括以下几个方面。

（1）气道阻力增加和呼气流速下降。气道阻力增加是哮喘的主要病理生理特征，阻塞发生在较大支气管时更为明显。由于气体呼出时气道阻塞更为明显，故呼气阻力大于吸气阻力。哮喘发作时，有关呼气流速的全部指标均显著下降，如第一秒用力呼气量（FEV$_1$）、用力肺活量（FVC），尤其是最大呼气流速或呼气峰流速。这是因为在呼气期间，当气道内压渐降至等于胸膜腔压（即等压点）时，气道便可能闭陷，呼气越用力，越促使气道闭陷，气流速度不可能提高。由于 FEV$_1$ 降低通常超过 FVC 降低的幅度，故 FEV$_1$/FVC 的比值可偏低，一般 < 70%。

（2）呼吸无效腔增大。哮喘患者的气道阻塞不是一致的，有些部分在呼气时完全阻塞，肺泡显著过度充气，以致该部分毛细血管床显著减少，甚至完全关闭。同位素肺灌注扫描可显示为无灌注区，有的竟可被误诊为肺栓塞。

（3）弥散功能正常。无并发症的哮喘患者，其肺内气体弥散功能是不会出现真正异常的，哮喘发作非常严重者，CO 弥散量（DLco）可能有所降低，这种情况虽然反映气体交换量减少，但它是通气不均所致而非真正的弥散功能障碍。临床上测定 DLco 是鉴别哮喘的过度充气与肺气肿的重要客观指标之一，后者的 DLco 值通常都是减低的。哮喘患者如果保持正常的 DLco 值，提示其气道阻塞具有可逆性。

支气管舒张试验在哮喘的诊断中有什么意义？

支气管舒张试验：

（1）吸入支气管扩张剂 20 min 后 FEV$_1$ 增加 > 12% 以上，且绝对值超过 200 ml 为支气管舒张试验阳性，表示气道反应性增高，有助于诊断哮喘。

（2）判断舒张试验阳性与否要兼顾舒张前后指标变化的百分比和绝对值两个方面。因为变化的百分比受舒张前基础值的影响，如果舒张前基础值很低，舒张后微小的增加就会使得百分比变化很大；相反，舒张前基础值较大，舒张后则需相当大的增加，才会使百分比有明显的变化。

支气管激发试验在哮喘的诊断中有什么意义？

支气管激发试验：吸入性支气管激发试验是临床及实验中采用最为普遍的方法。包括各种吸入非特异性激发物，如组胺、醋甲胆碱、乙酰胆碱、腺苷、白三烯 E4、高渗盐水、低渗盐水、冷空气吸入，以及尘螨、花粉、动物皮毛等特异性抗原刺激物。通过刺激物的量化测量及与其相应的反应程度，还可判断气道高反应性的程度。测试前受试者应在实验室休息至少 15 min。应详细了解受试者的病史；是否曾经做过激发试验及其结果，是否有严重的气道痉挛发生；并作体格检查，排除所有激发试验的禁忌证。支气管激发试验具有一定的危险性。试验时吸入激发物浓度应从小剂量开始，逐渐增加剂量。应备有急救器械和药品，如氧气、雾化吸入装置与输液设备、吸入型 β 受体兴奋剂、注射用肾上腺素等。试验时需有经验的临床医生在场。激发试验阳性定义为在试验过程中，当 FEV_1、PEF 较基础值下降 $\geqslant$ 20%，可判断为激发试验阳性，即气道反应性增高；激发试验阴性定义为如果吸入最大浓度后，这些指标仍未达上述标准，则为气道反应性正常，激发试验阴性。无论激发试验结果阴性或阳性，均应排除影响气道反应性的因素。对于结果可疑者（如 FEV_1 下降 15%～20%，无气促喘息发作），可 2～3 周后复查，必要时 2 个月后复查。

怎么做支气管舒张试验？

哮喘与慢性阻塞性肺部疾病（Chronic Obstructive Pulmonary Disease, COPD）等其他肺病的显著差别就是该疾病具有可逆性。所谓可逆性，就是哮喘发作时，气道明显狭窄，呼出气体受限，患者感胸闷、气喘，但这种症状可自行缓解或通过药物缓解，气道扩张，如同常人。所以可通过检测患者气道狭窄是否具有可逆性来判断他是否患哮喘。

先测定基础 FEV_1（PEF），然后吸入支气管扩张剂（β_2 受体激动剂），15 min 后重复测定 FEV_1（或 PEF）。计算 FEV_1（PEF）改善率

$$FEV_1（PEF）改善率 = [吸药后 FEV_1（或 PEF）- 吸药前 FEV_1（或 PEF）/ 吸药前 FEV_1（或 PEF）] \times 100\%$$

如吸药前后改善率 ≥ 12%，或绝对值 > 200 ml，则试验阳性。支气管舒张试验尤其适用于急性发作的哮喘患者，此时行支气管激发试验禁忌。

需要注意的是，支气管舒张试验阳性有助于哮喘诊断，但结果阴性则不足以据此否定哮喘的诊断，尤其是晚期重症哮喘患者或合并慢性支气管炎的哮喘患者。此外约 10% 的 COPD 患者支气管舒张试验可为阳性。

怎么做支气管激发试验?

除了上述最为常用的肺功能指标以外，还有一些肺功能检查对于诊断哮喘有一定的辅助作用，其中主要包括支气管舒张试验和支气管激发试验。要了解这两个试验的意义，首先要了解"气道高反应性"。正常气道对外界刺激会发生相应的反应。如闻到强烈刺激性气体时，会出现明显咳嗽、呼吸困难。而气道高反应性是指气道对各种物理、化学、生物刺激因素表现出一种过早、过强的反应。绝大多数哮喘患者具有气道高反应性，它是哮喘的主要特征，气道高反应性越明显，哮喘发作越容易，哮喘病情越严重。一旦接触到外界轻微刺激，例如有人抽烟散发的烟雾、煤球炉生的煤气味和气候变化的冷空气的袭击等就反射地发生气管收缩痉挛，造成哮喘发作。而正常健康人能耐受这些刺激，不产生任何反应。临床上哮喘患者的这一特点，对于一些症状、体征不典型，但是又疑似哮喘的患者，应用支气管激发试验测试对外界刺激的反应性。对于除外或确定哮喘的诊断有重要的意义。因为正常人的气道反应性正常，所以支气管激发试验阴性，而 90% 以上哮喘患者激发试验为阳性。

需要强调的是并非所有气道反应性增高都是哮喘，需结合临床综合判断。

支气管激发试验主要包括醋甲胆碱、组胺吸入激发试验和运动激发试验（前已描述）。在进行醋甲胆碱、组胺吸入激发试验时，受试者受试时应无明显气促、呼吸困难症状，且试验前 $FEV_1 \geq 70\%$ FEV_1 预计值。试验前需停用抗哮喘药物。心、肺功能不全，高血压、甲状腺功能亢进、妊娠等患者不宜进行本项试验。先测定 FEV_1 基础值，然后通过雾化器，依次吸入生理盐水、不同浓度的醋甲胆碱、组胺（浓度由低到高），每个浓度吸入后测定 FEV_1，直至 FEV_1 较基础值降低量 $\geq 20\%$ 时或达到最高浓度时，终止试验，然后再吸入适量支气管扩张剂。

峰流速仪有何作用？

峰速仪是一种既客观、又简便的肺功能指标，可用来评价与监测哮喘轻重程度，患者可以在家中自备峰速仪，随时监测病情演变。PEF 下降程度和每日变异率的程度，可作为估计病情的重要客观指标之一。

哮喘患者要坚持每天定时测定自己的峰流速，记录哮喘日记或绘成图表，可以掌握哮喘发作规律，并根据峰流速的变化调整用药，大大减少发作的次数，也减轻发作程度。尤其是在病情早期恶化时，患者自己很难觉察到（不能凭自己的感觉来判断哮喘病情轻重），患者和医生也可根据这些材料，比较各种治疗效果。如果哮喘患者的峰流速读数一直下降，不能恢复到正常，哮喘会随时发作。及早在哮喘发作初期给予额外治疗，可以制止发作。

最大呼气流速的测定可客观地反映哮喘患者气流阻塞程度。如 $PEF \geq 80\%$ 预计值，PEF 变异率 < 20%，说明哮喘控制尚可。如 $PEF \geq 80\%$ 预计值，PEF 变异率 20%～30%，提示哮喘为轻度。如 PEF > 60%，但 < 80% 预计值，PEF 变异率 > 30%，提示哮喘为中度。如 PEF < 60% 预计值，PEF 变异率 > 30%，提示哮喘为重度。

PEF 测定不仅可用于判断病情轻重，还可用于观察病情演变，以估计对治疗的反应。研究表明，初始治疗不能改善呼气气流流速，则意味着病程严重，需要住院治疗。定时观察 PEF 是判断急性发作患者是否住院治疗的最佳指标。

怎么使用峰流速仪?

方法：应用前需细致观察峰速仪的"游表"有没有随峰速仪上下移动而"随意"活动，如果有这种情况应该认为峰速仪已失灵，需选择另一只峰速仪。然后用手指轻轻将游表上的箭头放在 0 度处，测量时采取站立位或直坐位，右手拿峰速仪，取水平位，手指不能阻挡游表移动，尽量深吸一口气，迅速将峰速仪的咬口塞进口腔，用口唇包围咬口，立即使用最大力气和最快速度将气呼出。注意整个呼气动作，中间不能停顿，需"一气"呼成，然后观察峰速仪上的游表箭头停留指向的刻度，重复 3 次，选择其中的最高值，叫作最大呼气流速。将峰速仪测得的值和预计值相比。

$$预计值的百分数 = \frac{预计值 - 实测值}{预计值} \times 100\%$$

每日清晨及黄昏定时测得 PEF，至少连续监测 1 周后计算每日 PEF 昼夜变异率

$$PEF\ 昼夜变异率 = \frac{日内最高 PEF - 日内最低（PEF）}{1/2（同日内最高 PEF + 最低 PEF）} \times 100\%$$

峰速仪可用于自我监测病情。PEF 下降程度和每日变异率的程度，可作为预测病情的重要客观指标之一。如果实测 PEF 在预计值或哮喘患者最佳值的 80% 以上和 PEF 昼夜变异率低于 20% 为轻度，PEF 在预计值的 60% 以下和 PEF 昼夜变异率大于 30% 为重度。

峰速仪是一个客观、简便的肺功能指标，可用来评价与监测哮喘轻重程度，患者可以在家中自备峰速仪，随时监测病情演变。哮喘患者要坚持每天定时测定自己的峰流速（PEF），记录哮喘日记或绘成图表，可以掌握哮喘发作规律，并根据峰流速的变化调整用药，大大减少发作的次数，也减轻发作程度。尤其是在病情早期恶化时，患者自己很难觉察到（不能凭自己的感觉来判断哮喘病情轻重），如果能将峰流速记录告诉医生，他会了解你的病情。患者和医生也可根据这些资料，比较各种治疗效果。如果哮喘患者的峰流速读数一直下降，不能恢复到正常，哮喘会随时发作。

哮喘患者为什么要做血气分析？

血气分析包含相互联系的两个部分，即以动脉血氧分压（PaO_2）为主要指标，反映机体氧合状态的部分和以血浆酸碱度（pH）、动脉血二氧化碳分压（$PaCO_2$）、血浆碳酸氢根（HCO_3^-）、血浆剩余碱（BE）为主要指标，反映酸碱平衡状态的部分。在多数情况下，呼吸调节系统是负反馈调节，当呼吸调节系统紊乱时，如 PaO_2、$PaCO_2$ 发生变化时，有关受体就会感知这些，并通过中枢进行调节，以恢复正常氧合状态，维持酸碱平衡。因此，血气分析是监测机体瞬间氧合作用和酸碱平衡状态的重要手段。

人们通过呼吸，吸取空气中的氧，来供应正常生长代谢的需要，同时排出代谢产生的二氧化碳，从而使机体内环境平衡。如果呼吸功能正常，在地平面呼吸空气时作动脉血气分析，可见动脉血氧分压（PaO_2）达 80～100 mmHg，动脉血氧饱和度（SaO_2）达 98%～100%，动脉血二氧化碳分压（$PaCO_2$）为 35～45 mmHg，血液酸碱度（pH）为 7.35～7.45。医生可根据动脉血气分析的结果来判断患者病情的轻重，以采取相应的措施。

因哮喘严重急性发作而致死的患者，其气道往往发生严重的阻塞，这是由于气道黏液栓形成，周围气道黏膜炎症，黏液腺和杯状细胞增生、肥大导致气道分泌增多。同时发生上皮细胞损伤、脱落，嗜酸性粒细胞等炎症细胞的聚集。裸露的上皮发生血浆渗漏也加重了黏液栓。哮喘患者的肺实质虽然大致是正常的，但很容易发生肺过度膨胀。急性严重哮喘的上述特征导致气流阻塞加重和过度充气，呼吸肌功能障碍，通气血流比失调的病理生理学严重后果。这些现象的进一步发展就可能导致呼吸衰竭和组织缺氧。对这些现象的充分认识，并及早进行监测、及时治疗是哮喘急性发作治疗的关键。老年哮喘患者，即使哮喘的病情稳定也应注意血气变化，因为老年人肺功能减退，代偿能力较差，而且多有各种慢性疾病，因此容易发生各种酸碱失衡和氧合障碍，血气分析的意义则更大。

哮喘患者血气分析有何变化？

当哮喘急性发作时，由于支气管腔不同程度的狭窄和阻塞，氧的吸入和交换减少，体内可发生缺氧现象，动脉血气分析出现 PaO_2 和 SaO_2 降低，并随病情加重下降更明显。体内二氧化碳在哮喘急性发作初期因患者呼吸过度，$PaCO_2$ 非但不上升反而下降。随着病情渐渐加重，$PaCO_2$ 逐渐恢复到正常，提示患者气道已严重阻塞，出现呼吸肌疲劳，是不祥之兆。如病情进一步恶化可见 $PaCO_2$ 超过 50 mmHg，表示病情严重。出现呼吸衰竭，需要及时积极抢救治疗。

哮喘患者为什么要做血常规分析？

诊断哮喘时常作血常规检查，主要是看嗜酸性粒细胞情况，假若嗜酸性粒细胞升高（一般高于 5%，甚至可达 30% 以上）可以帮助诊断，但并不是说哮喘患者血中嗜酸性粒细胞一定升高。特别是哮喘发作间期，血中嗜酸性粒细胞不一定升高，并且个体差异性决定了它的升高并不是绝对的。同样，嗜酸性粒细胞升高也不一定都是哮喘。血中嗜酸性粒细胞升高，主要见于寄生虫感染和过敏性反应，在免疫缺陷患者发病时，也不引起血中嗜酸性粒细胞的增高。嗜酸性粒细胞的增高一般在发病的早期，随病情发展，血中嗜酸性粒细胞的增高变得不明显。嗜酸性粒细胞是组织型细胞，能够增强和延长肥大细胞和嗜碱性粒细胞引起的即刻和随后的反应，也可抑制和终止这些反应。过敏性反应是嗜酸性粒细胞和肥大细胞相互作用的结果，与每一型细胞相应的数量、各自激活程度、其他因子和细胞对整个反应的影响有关。血中嗜酸性粒细胞不增高并不能排除哮喘发作，应当结合病史和临床以及其他辅助检查明确诊断。

其次，通过血常规检查看白细胞总数及中性粒细胞，一般均在正常范围内，假若白细胞或中性粒细胞升高，就要考虑合并感染。

哮喘患者纤维支气管镜检查有何作用？

纤维支气管镜检查有助于了解哮喘患者气道炎症状况。哮喘患者即使在缓解期仍可见其黏膜有炎症反应；发作期则见黏膜明显水肿，分泌液黏稠，附着管壁，不易去除。伴有感染时，则呈脓液状，呼气时气管及支气管壁呈塌陷现象。通过纤维支气管镜做支气管壁的活组织检查是研究哮喘发作患者的一种方法。纤维支气管镜活检比硬质支气管镜容易，但所取得组织块较小。病理表现为支气管基底膜增厚和嗜酸性粒细胞的浸润，可做出哮喘的诊断。若活检标本中包括黏膜下层的腺体组织，则可测出腺泡的直径，即小管的横断面。腺泡的直径增大，提示支气管黏液腺肥大，并有慢性支气管炎的表现。同时，通过支气管肺泡灌洗或活检，可以进一步明确气道壁炎症的程度和治疗的效果。

其次，纤维支气管镜对于鉴别诊断也很重要。某些气道疾病，如肿瘤、支气管内膜结核可表现为胸闷、呼吸困难，医生听诊可闻及哮鸣音，易误诊为哮喘。

纤维支气管镜除了帮助鉴别诊断，亦可用于哮喘的治疗。例如，严重支气管哮喘由于黏稠痰液或黏液栓阻塞而引起者，往往可借纤维支气管镜吸出阻塞物而得以缓解。在某些情况下，如出现肺不张时，纤维支气管镜的吸引常可作为唯一的治疗措施。近年来，对急性严重哮喘发作患者试用支气管冲洗，以排除支气管腔内填塞的黏液栓。最简单的方法是通过纤维支气管镜向支气管腔内注入少量液体，然后间隔短时间后，吸出液体，反复进行，直至黏液栓排出为止。

哮喘患者痰液检查有何作用？

哮喘的本质是气道慢性炎症，其中嗜酸性粒细胞是主要效应细胞，尤其是过敏性哮喘和外周血嗜酸性粒细胞增多更为明显。嗜酸性粒细胞有大量低亲和力的 IgE 受体，可通过 IgE 介导并激活气道上皮炎性介质、细胞因子，并参与气道变态反应。

哮喘患者痰液多呈白色泡沫状，合并感染时呈黄或绿色。显微镜检查可发现枯什曼螺旋体及雷质晶体。如发现痰中含大量嗜酸性粒细胞，对哮喘的诊断帮助较大。合并感染时，则嗜酸性粒细胞数量降低，而代之以中性粒细胞增多。

痰液中某些成分的分析在哮喘的诊断和病情的判断中有重要意义。检测的项目除嗜酸性粒细胞计数外，还包括某些炎性介质的检测，如嗜酸性粒细胞阳离子蛋白（Eosinophil Cationic Protein，ECP）。哮喘发作时，ECP 升高；经积极治疗，ECP 下降。

临床对没有痰的患者可以采取诱导痰液方法来获取痰液进行检查。诱导痰液方法是通过超声雾化吸入 5% 高渗盐水诱导痰液分泌，其机制是高渗盐水增加气道水流使气道上皮细胞脱落，同时通过增加毛细血管通透性和纤毛上皮细胞渗透压，使炎性细胞释放递质刺激痰液分泌。但需要注意的是，由于高渗盐水吸入对气道的刺激，有时可以诱发哮喘的急性发作，临床医生要警惕。

哮喘患者炎症介质检测有哪些及其意义？

1. 组胺的测定

测定组胺的方法有荧光法、放射酶法和放射免疫法。人血约 5 min 组胺浓度可达高峰，尿中组胺浓度维持时间要比血浆中组胺升高的时间长，因此测定尿中的组胺更易发现组胺异常。正常血浆组胺浓度为 $1.8 \sim 2.07$ μmol/L；尿组胺浓度为 1.17×10^{-4} μmol/L。

2. 尿中白三烯 LTE_4 和前列腺素 PGD 代谢产物测定

白三烯由嗜酸性粒细胞、肥大细胞和嗜碱性粒细胞产生，与过敏性疾病的发作有关。LTE_4 是白三烯中一个蛋白，PGD_2 是唯一由肥大细胞激活后所释放的介质。LTE_4 和 PGD_2 在体外检测时可因血液中酶的激活而受干扰，但可在尿中排出，易于检测，已证实在过敏原激发后 2 小时尿中 LTE_4 就增加，并与过敏性疾病病情有关，且属无创伤性检测，对小儿特别适合。但由于干扰因素较多，准确性不高，还需进一步发展。

哮喘患者气道高反应性测定有哪些意义？

气道反应性测定主要基于哮喘患者所特有的气道高反应性的特点，吸入某些刺激物或过敏原可通过刺激气道平滑肌细胞上的受体或感受器直接引起气道平滑肌收缩；某些外界的刺激因素可作用于感觉神经引起局部轴索反应和迷走神经反射，使支气管进一步收缩。哮喘患者的气道高反应性受到了 IgE 遗传模式和遗传基因的控制，人类的某些遗传基因控制着哮喘患者气道对外界环境刺激的反应性，特应性体质患者在未发生哮喘以前就可表现为气道的高反应性。有哮喘家族史的无症状正常儿童的检查表明，其气道对醋甲胆碱和组胺的反应性均不同程度偏高。气道反应性的改变与气道长度、内径、气流速度、气道形态及气体的物理特征等因素有关。

气道反应性的高低可以借助测定气道阻力的变化而反映出来，任何影响气道管径变化的因素都能影响气道阻力进而对气道反应性产生较大的影响。

目前认为，支气管哮喘产生气道高反应性的主要机制有以下几个方面：气道炎症机制、气道神经受体的影响、β_2 受体功能的改变、气道表面液体渗透压的改变、气道平滑肌力学的改变及其他影响气道反应性的因素，如气道内液体的黏稠度增加和黏液栓的形成可增加气道呼吸阻力，多种药物（如普萘洛尔等 β_2 受体阻滞剂）都能影响气道的反应性。钙离子作为细胞内的第二信使参与炎性细胞的激活、黏液细胞分泌和平滑肌细胞的收缩反应。如果钙离子通过细胞膜的钙通道内流增多可加重气道的炎性反应，使气道内分泌亢进、平滑肌收缩，气道的反应性增加。中枢神经的紧张性增加，机体的神经-内分泌-免疫的网络系统调节失衡时也容易使气道的反应性增高。

此外，气道的高反应性还与遗传因素有关。许多研究证明，在哮喘患者的无症状家属中有气道高反应性者较正常组明显增加。任何改变支气管平滑肌舒缩反应和气道炎性反应的药物均对气道反应性有明显的影响，如糖皮质激素、抗胆碱药、抗变态反应药物等可不同程度的降低气道的高反应性，同时也可对气道反应性的测定产生明显影响，因此在气道反应性测试前必须停用影响气道反应性的药物 12～48 小时。此外，性别、年龄、季节、昼夜及气候等因素的变化也会对气道反应性造成不同程度的影响。

气道反应性测定又叫气道激发试验，是测定有无气道高反应性的方法。临床上，不典型的哮喘仅表现为刺激性干咳、胸闷而无哮鸣音，常与慢性支气管炎、慢性阻塞性肺疾病相混淆。通过气道反应性测定可以确诊不典型哮喘。

1. 适应证

（1）不典型哮喘（包括咳嗽变异性哮喘）的诊断及哮喘病因诊断。

（2）评价哮喘治疗效果及预后估计。

（3）用于哮喘的鉴定（主要是与慢性支气管炎及慢性阻塞性肺疾病的鉴别）。

（4）评价治疗哮喘药物的抗炎作用和临床疗效。

2. 测定方法

一般采用组胺或醋甲胆碱雾化吸入法或蒸馏水吸入法测定，气道高反应性的程度与炎症的程度有显著相关性。经抗炎治疗后，AHR 可消失或明显降低。

表2　组胺吸入顺序和剂量

顺　序	1	2	3	4	5	6	7	8	9
浓度（mg/ml）	3.125	3.125	6.25	6.25	25	25	25	50	50
吸入撳数	1	1	1	2	1	2	4	4	8
累积量（μmol）	0.03	0.06	0.12	0.24	0.49	0.98	1.8	3.9	7.8

如以组胺浓度计算，按浓度 $0.03 \sim 16$ mg/ml 倍递增稀释。潮气呼吸，每一浓度吸 2 min，吸完后测 FEV_1，至 FEV_1 基础值降低 20% 时，试验终止。再吸入适量支气管扩张剂。

$PC_{20} - FEV_1 < 8$ mg/ml，或 $PD_{20} - FEV_1 < 7.8$ μmol/ml 为气道反应性增高。

3. 禁忌证

（1）哮喘急性发作期。

（2）高血压病。

（3）严重心肺功能不全。

（4）妊娠。

（5）甲状腺功能亢进症。

哮喘患者为什么要做胸片或肺CT检查?

虽然支气管哮喘是一种广泛的支气管慢性炎症性疾病,除非重度哮喘发作时表现为过度充气外,哮喘患者胸片或肺 CT 检查通常无特殊表现,所有在诊断哮喘时也无特异性价值。但如果考虑患者在哮喘基础上有其他合并症发生或考虑哮喘是由于其他疾病导致时,胸片或肺 CT 检查具有重要临床意义。

哮喘患者胸片或肺CT检查有哪些表现?

支气管哮喘的患者,胸部 X 线检查或肺 CT 检查在急性发作期可见肺过度膨胀,肺野透亮度增加。如在短期内出现肺内小块状阴影,提示可能为支气管痰栓引起的局限性肺不张。另外,CT 扫描可提高肺弥漫性病变的显示率,特别是采用高分辨率 CT 技术在呼气相进行动态扫描可发现局限气体潴留、细支气管和小气道阻塞。目前,已有不少关于 CT 在哮喘诊断中应用的报道,研究还发现,高分辨率 CT 的表现与患者肺功能某些指标之间存在一定的关联。

哮喘患者为什么做免疫学检查?

哮喘的免疫学检查有血清嗜酸性粒细胞阳离子蛋白、血清 IgE、外周血嗜酸性粒细胞计数等指标。哮喘发生的机制首先是因为患者有与遗传相关过敏性体质,使患者的机体对于某些过敏原如花粉、螨虫排泄物等产生免疫反应(正常人对这些物质不会产生免疫反应),产生相应的特异性抗体,这些抗体大都为免疫球蛋白 E 即 IgE,血清 IgE 的增高提示机体可能处于过敏状态。

IgE 与气道的肥大细胞相结合，使肥大细胞处于致敏状态，当过敏原作用于致敏的肥大细胞之后，会使肥大细胞释放含有组胺等收缩气道的物质，使气道痉挛，气流受阻而出现哮喘发作，这个阶段称为哮喘的速发相反应，此后由肥大细胞释放的嗜酸性粒细胞趋化因子可诱使嗜酸性粒细胞向气道聚集，嗜酸性粒细胞释放的嗜酸性粒细胞阳离子蛋白是导致哮喘非特异性气道炎症的主要因素。所以，当发现以上几项指标增加（化验单结果为阳性）时，说明哮喘病情加重，应及时采取或调整治疗措施。

哮喘患者为什么做呼出气体成分检测？

哮喘的病理基础是慢性气道炎症。支气管镜下支气管灌洗液和支气管内膜活检的方法是检测评估气道炎症的金标准，因其有创伤性和较高的花费使其很难成为哮喘常用的检查方法。其他无创性的方法如外周血嗜酸性细胞计数、白三烯 E4 检测、痰诱导细胞分析等也被用来评价气道炎症的程度，但这些方法缺乏敏感性和特异性，操作费时费力。近来，对呼出气体的成分，尤其是呼出气中一氧化氮的浓度（FENO）测定及呼出气冷凝液（Exhaled Breath Condensate，EBC）测定，常用来评估气道炎症。呼出气中一氧化氮可以直接检测并立即得出结果。呼出气冷凝物成分分析需要对呼出气冷凝物进行收集，对其中的某些成分进行检测。

哮喘患者为什么做特异性IgE抗体检查？

通过了解哮喘的概念和发病机制，当患者接触到某种特定的过敏原（如花粉、异味等）后，机体会针对这种过敏原产生特异性的 IgE 抗体。这种抗体停留于体内，当患者再次接触上述过敏原时，机体就能通过这种抗体引起气道炎症、支气管痉挛，患者表现为呼吸困难。所以特异性 IgE 检测是寻找和确定患者对何种过敏原过敏的最可靠方法。这种方法操作简单，通过从患者身上采集 2～3 ml 静脉血，可测定其血清中是否含有这种特异性 IgE 抗体，并测定其含量。它最大的优点是绝对安全，可完全避免体内试验可能引发的过敏反应。其次，体外试验特异性高，基本上不受外界干扰。

哮喘患者为什么要做过敏原检查?

过敏原是导致哮喘发病的主要原因。检测过敏原有助于患者了解哪些环境因素可能与其哮喘的发病有关，进而采取有效的环境控制措施避免接触，或采取相应的脱敏治疗减少发病，因此过敏原检查对哮喘的防治具有重要的作用。对于有反复和持续"过敏症状"者及需要持续哮喘控制治疗的哮喘患者，不分年龄大小，都应该进行过敏原检测。检查的过敏原种类应根据年龄、阳性家族史和症状特点而定，具体检查时还要考虑到发病的季节或昼夜变化等因素。所有过敏原检查都应该有量化指标，以评估过敏原对机体致敏的强度。根据过敏原检查和临床调查，人群中过敏性疾病的累积发病率为 25%～30%，过敏性皮炎是 15%～20%，哮喘是 7%～10%，过敏性鼻结膜炎是 15%～20%。

特异性诊断是过敏性疾病诊断的核心，目前各级医院开展的各种过敏原检查工作主要有体内检查和体外检查两大类。患者可结合自己的实际情况采用相应的检测方法。但必须提醒的是，体内试验应在具备急救处理能力的医疗单位中进行，并只能在疾病的缓解期进行，否则有可能导致严重的哮喘发作。

常用的过敏原检测方法有哪些?

过敏性疾病的特异性诊断包括体内和体外的检查方法。体内检查方法包括皮肤点刺和皮内、划痕、斑贴、激发试验;体外检查方法主要是血清学特异性抗体的测定。下面就几项常见的检查方法作一介绍。

(1)过敏原皮肤点刺试验。皮肤点刺试验是较简便而又具有较高特异性的检查试验方法,近年被国内外变态反应学界广泛采用。具体操作:将一滴纯化的过敏原液滴在皮肤上,用特殊的针在局部点刺皮肤,皮肤局部接触过敏原后可出现充血水肿,形成风团和红晕等表现。通过观察皮肤的局部反应的范围和强度,可以了解过敏性疾病患者对过敏原的致敏状态,有利于环境控制和特异性免疫治疗的选择。该试验操作简便、快速,反应明显,特异性高,可同时进行多至数十种过敏原的点刺测定,而且几乎无痛苦,极少出现全身反应。通过近年皮肤过敏原的检测发现,我国患者以对尘螨过敏者最多,其次为屋尘、真菌及花粉等。近年发现蟑螂引起哮喘者屡见不鲜。但皮肤试验也存在着少量假阳性和假阴性的情况,故对其结果必须结合临床具体分析。要特别强调的是过敏原皮肤点刺试验应该在疾病稳定期进行。

(2)过敏原皮内试验。皮内试验类似于青霉素皮试,其应用原理与皮肤点刺试验相同,目前主要应用于成人的过敏原检查。该试验抗原量小,不引起明显疼痛。皮内试验和点刺试验各有其优缺点,两者均为临床常用的过敏反应特异性诊断方法,在儿科过敏性疾病的诊断中点刺试验多为首选的诊断方法。

(3)斑贴试验。该试验用含有过敏原的纸片与皮肤接触,进行检测,主要用于接触性皮炎的检查,有时用于严重的速发型过敏反应的患者。在进行点刺试验前,为安全起见,也可先进行斑贴试验。目前已有斑贴试剂盒出售,也可直接用可疑物进行试验,如染发剂、化妆品等。斑贴试验应观察48小时以上,对于严重过敏者,时间应灵活掌握。

(4)激发试验。包括鼻黏膜激发试验、支气管激发试验、食物激发试验、药物激发试验及现场激发试验,是过敏反应特异性诊断的金标准。但由于其方法复杂，具有诱发严重过敏反应的潜在风险，临床上除了食物激发试验和现场激发试验分别作为食物过敏反应和职业性哮喘诊断金标准外，其余多作为研究使用。

（5）血清 IgE 检测。I 型变态反应性疾病患者的血清中含有针对过敏原的特异性 IgE 抗体（sIgE），血清 sIgE 检测是变应性疾病的体外特异性诊断中最重要的检测之一。体外试验具有高敏感、特异性高、精确、不受服药因素影响等优点，但价格较为昂贵。

过敏原体内检测与体外检测哪个好？

体内检测是将过敏原通过皮试或点刺等方法直接应用于人体，观察人体对过敏原的反应，确定患者是否对这些过敏原过敏，被认为是过敏原检查的标准检测方法。但是机体可能对所使用的过敏原高度敏感，此时即便微量的过敏原也会发生反应，极个别患者甚至可能出现严重的全身过敏反应，存在一定的风险。另外，如果点刺过程中操作不当有可能引起局部皮肤破损及感染。因此，皮肤点刺试验必须在专门的场所由经培训的专业人员进行操作。总体而言，体内检测价格便宜，操作简便，观察时间短，结果直观，有利于患者对疾病的了解。

体外检测主要是通过抽取患者的血液进行离体检测，过敏原并不直接应用于人体。不会对患者产生不良影响，检测结果也不受药物的影响，患者痛苦小。体外试验可以选择不同组合，先进行筛查，比如食物过敏原筛查和吸入过敏原筛查，若阳性再进行单个过敏原的测定。但体外检测的价格比较昂贵，报告等待时间也较长。

可见过敏原体内和体外检测都有各自的优缺点，临床上两种检查可以互补，具体可以根据患者的病情、药物使用情况等分别选择。

支气管哮喘急性发作时病情如何分级?

　　哮喘急性发作是指喘息、气急、咳嗽、胸闷等症状突然发生，或原有症状急剧加重，常有呼吸困难，以呼气流量降低为其特征，常因接触过敏原等刺激物或治疗不当等所致。其程度轻重不一，病情加重可在数小时或数天内出现，偶尔可在数分钟内危及生命，故应对病情做出正确评估，以便给予及时有效的紧急治疗。临床上可根据下列指标来判断哮喘急性发作的病程及严重程度，可将其分为轻、中、重和危重四度。

哮喘急性发作时的病情程度的分级

观察指标 （临床特点）	轻　度	中　度	重　度	危重度
气短	步行、上楼时	稍事活动时	休息时	
体位	可平卧	喜坐位	端坐呼吸	
谈话方式	连续成句	常有中断	单字、单词	不能讲话
精神状态	可有焦虑或较安静	时有焦虑或烦躁	常有焦虑、烦躁	嗜睡或昏迷
出汗	无	有	大汗淋漓	
呼吸频率	轻度增快	明显增快	常>30次/分	
辅助呼吸肌活动 及三凹征	常无	可有	明显	胸腹矛盾运动
哮鸣音	散在，呼气末期	响亮、弥漫	很响	减弱或无
脉率（次/分）	<100	100~120	>120	>120或脉率 变慢或不规则
奇脉	无	可有	常有	无
使用支气管舒张剂后 PEF占预计值百分率	>80%	60%~80%	<60%	
PaO_2（吸空气时）	正常	60~80 mmHg	<60 mmHg	
$PaCO_2$	<45 mmHg	≤45 mmHg	>45 mmHg	
SaO_2（吸空气时）	>95%	91%~95%	≤90%	
pH			降低	

哮喘发作期常见的并发症有哪些?

（1）黏液栓阻塞与肺不张。黏液栓阻塞与肺不张是支气管哮喘较为常见的并发症，发生率约为11%，而且大多数发生在儿童患者，对病情的影响取决于阻塞部位及范围。支气管树的管型，由黏液及嗜酸性粒细胞所组成。支气管内含有黏稠的痰液，在较小的支气管或细支气管内经常可发现特殊的浓厚且黏稠的黏液栓。黏液栓是支气管哮喘患者形成临床综合征的重要因素之一。痰液中枯什曼螺旋体即是细支气管内塑型而成的黏液栓。由于哮喘严重发作，患者张口呼吸，出汗过多，使体液耗损过多，或使用氨茶碱、利尿剂失水，使痰液黏稠不易咳出；应用过量镇静剂、镇咳剂抑制咳嗽反射，使黏液排出困难；突然停用肾上腺皮质激素，造成支气管痉挛加重，分泌增加。这些因素均可促使黏液栓形成。因黏液栓阻塞了细支气管，并因支气管壁增厚及黏膜充血、水肿形成的皱襞助长肺不张的形成。

治疗要点主要包括：积极有效地控制支气管哮喘，注意出入水量的平衡，防止脱水的发生，尽快地采取呼吸道引流和积极的体位引流及叩击背部理疗措施。经上述处理，约75%的患者可在4周内恢复。如果效果不佳，应尽快用支气管镜吸出黏液栓。

（2）气胸和纵隔气肿。这一并发症是病情危重的征象，病理生理变化为：支气管痉挛导致阻塞性通气障碍，肺泡气体不易排出而过度膨胀，肺泡内压力增高，最后肺泡破裂，气体沿以下途径扩散：①气体进入胸腔形成气胸；②气体进入肺间质，循支气管和血管鞘至肺根部，经肺门而至纵隔，形成纵隔气肿，压迫肺动脉及肺静脉，使循环受阻。确诊后须立即进行紧急处理，影响呼吸和循环时，应做胸骨上窝切开排气；若并发张力性气胸，需行水封瓶闭式引流排气。

（3）呼吸道感染。呼吸道感染是支气管哮喘最常见的并发症之一。而感染又可促进病情的发展，影响治疗效果，形成恶性循环。呼吸道感染主要有：①病毒感染；②支原体感染；③细菌感染。感染常可促进哮喘的发展，主要原因有：①促进哮喘发病的介质的释放；②可使β受体功能减弱，致使支气管平滑肌收缩；③可使迷走神经活动增强；④使支气管上皮细胞受损，上皮细胞通透性增加，皮下神经末梢暴露，裸露的神经末梢及感受器更易受到刺激，从而引起支气管痉挛。

（4）呼吸衰竭。支气管哮喘并发呼吸衰竭发生率在5.3%左右，病死率为8%，因此，我们要积极防治支气管哮喘的呼吸衰竭的发生。哮喘合并慢性呼吸衰竭时，一般多属于Ⅱ型呼吸衰竭（缺氧同时伴二氧化碳潴留），但哮喘严重发作时的呼吸衰竭一般为Ⅰ型呼吸衰竭（缺氧同时不伴二氧化碳潴留），而且往往合并过度通气。

常见的诱因有：①感染。因为感染增加了气道的反应性及小气道炎症，促进IgE的形成，并伴有组胺释放的增加，降低了β受体功能，增加迷走神经反射性支气管平滑肌的收缩。这些变化的结果是持续支气管痉挛，呼吸肌疲劳，最后导致呼吸衰竭的发生。②治疗不当。异丙肾上腺素可使支气管哮喘患者的通气/血流比值改变，加重低氧血症，如过量使用则可诱发呼吸衰竭的发生。长期使用皮质激素者，如突然停药或减量，亦可成为呼吸衰竭的诱因。③镇静剂。镇静剂可抑制呼吸中枢，使其驱动力减弱，尤其对反复发作，病程较长，肺功能较差者更为明显。④其他因素。哮喘的其他并发症如气胸、肺水肿、肺不张等，均可使患者通气/血流比值改变，分流增加，从而导致呼吸衰竭。

（5）肺水肿。肺水肿的临床表现常常被支气管哮喘本身症状所掩盖，不易被发现。肺水肿一旦发生，潜在危险性极大，必须予以高度重视。肺水肿发生与否取决于肺血管与间质的静水压、胶体渗透压、膜的通透性及淋巴回流。支气管哮喘严重发作时，往往有严重的呼吸困难、发绀、不能平卧。若合并感染时，听诊时不仅有哮鸣音，还可有湿性啰音。正因为这些症状常常与肺水肿症状相互重叠，使病情加重，而临床上却不易发现肺水肿的存在。肺水肿又可增加气道阻力，加重哮喘发作，出现恶性循环。

什么是慢性肺源性心脏病？

慢性肺源性心脏病简称肺心病，是由于肺和胸廓或肺血管病变引起的肺循环阻力增加，导致肺动脉高压（肺高血压），右心室肥大、扩大或右心衰竭的心脏病。也就是说肺心病的诊断必须具备两个条件，首先要有呼吸系统的基础病变，其次要有肺动脉高压、右心室肥大或扩大，伴有或不伴有右心功能衰竭。

患者有慢阻肺或其他胸、肺或肺血管疾病，如出现胸闷、气急、心悸等症状，同时伴有颈静脉怒张、肝大、肝区压痛、肝颈静脉回流征阳性、下肢水肿等体征，X线胸片显示肺动脉干扩张、肺动脉段突出或右心室扩大，心电图显示右心室肥大表现或右束支传导阻滞及低电压图形，超声心动图见右心室肥大、右心室流出道增宽及右肺动脉内径增宽等表现，再参考肺功能等其他指标，诊断肺心病一般不难。

原发病变在肺组织者以慢阻肺最常见，按病程的急缓可分为急性和慢性两类。急性肺源性心脏病如肺栓塞所致者较为少见，而我们习惯上所说的"肺心病"是指慢性肺源性心脏病。

哮喘为什么会发展成肺心病？

哮喘的支气管痉挛和气道炎症可导致气道通气功能障碍，而气道通气功能障碍则可进一步对患者的全身机能产生较大的影响。不仅如前所述哮喘急性发作时可引发众多急性并发症，危及生命安全；同样如果诱发因素长期未能消除，治疗又不规范造成气道炎症得不到有效控制，哮喘常年反复发作，还会导致一系列慢性并发症，与哮喘相互作用相互影响，共同作用于机体，并可形成恶性循环。哮喘患者因气道炎症持续存在加上气道高反应性，一旦接触外界的某些轻微刺激就引起支气管平滑肌痉挛、管腔狭窄。如哮喘长期得不到控制，支气管壁发生纤维化，造成气道重构，使气道进一步狭窄。重度的气道狭窄使吸入肺内的气体不能完全排出，时间稍长，肺内气体愈积愈多，肺体积不断增大而膨胀，最后造成肺组织破坏形成肺气肿。随着肺气肿的加重，肺泡内压增加，可压迫肺内毛细血管，同时由于哮喘反复发作引起的缺氧和二氧化碳潴留，可导致肺血管痉挛，肺血管管腔狭窄，造成肺血管阻力增高，发展成肺动脉高压。肺动脉压持续升高，超过了右心室的代偿能力，可出现右心室增大，右心功能不全。此时患者即使哮喘不发作也会出现气短、乏力，活动时加剧，甚至下肢浮肿的症状。

肺心病患者心力衰竭有哪些表现？

肺心病的心力衰竭是以右心衰竭为主，患者除了表现为心悸、心率增快、呼吸困难、发绀、上腹胀痛、食欲不振、少尿外，还有体循环淤血的体征，如颈静脉怒张、肝大伴有压痛、肝颈静脉回流征阳性、下肢水肿，并可出现腹腔积液（腹水），病情严重的还可出现休克。少数患者可出现急性肺水肿或全心衰竭。肺心病的心力衰竭是可逆的。肺心病急性发作往往有诱因如慢性阻塞性肺疾病急性加重等，使缺氧和呼吸性酸中毒加重，引起肺小动脉进一步痉挛性收缩，肺动脉压力继续升高。右心室不堪重负，心肌收缩无力，心排出量减少，从而发生心力衰竭。如能及时控制诱因，使缺氧和呼吸性酸中毒改善，肺小动脉痉挛得以缓解，肺动脉压力便会降低，心肺功能就有可能恢复到发病前的状态。此外强心和利尿等措施也有助于控制心力衰竭。因此，肺心病患者即使发生右心衰竭，也不必灰心丧气，只要积极治疗，是有可能恢复的。

哮喘患者为什么容易发生心律失常？

哮喘重度发作时，因缺氧和二氧化碳潴留可引起心律失常和休克。平喘药物，尤其是氨茶碱和异丙肾上腺素如用药过量或注射速度过快也可引起上述不良反应，即使选择性 β₂ 受体激动剂大量给药时也有发生。氨茶碱静脉注射速度太快，量过多会产生血管扩张，在哮喘患者已有一定程度脱水，其血容量相对不足基础上，就容易造成低血容量休克，甚至引起死亡，必须引起高度警惕。为了减少上述两种并发症的发生，必须注意下列问题：

（1）平喘药物不能过量，尤其老年人或原有心脏病的患者，注射应用更要小心，最好先采用吸入疗法。

（2）静脉注射氨茶碱剂量首次应用不超过 5 mg/kg（体重），注射速度要慢，不少于 15 min，如果已有脱水表现，宜用静脉滴注。

（3）哮喘严重发作时应予吸氧。

哮喘为什么会导致肺部感染？

哮喘患者气道的慢性非特异炎症，长期慢性炎症刺激可使支气管纤毛上皮脱落，代之以鳞状上皮及杯状细胞增生，分泌物增多而纤毛活动减弱，这种情况非常有利于细菌的繁殖。同时由于黏膜水肿和平滑肌痉挛所导致的气道狭窄使细菌及有害物质不易及时排出，引流不畅而易形成肺部感染。其次，哮喘发作时，其气道的吞噬细胞内过氧化物酶、过氧化氢酶及乳酸脱氢酶功能相对降低，sIgA 含量下降，即气道抵抗病原微生物的能力被削弱，加上哮喘患者常常使用糖皮质激素治疗，使得气道局部免疫功能更加受到抑制，这些因素共同作用促进了肺部感染的发生和发展。

哮喘发作为什么会出现意识障碍？

哮喘严重，尤其是哮喘持续状态下，由于气道严重阻塞，导致肺泡通气量明显降低，两肺几乎听不到呼吸音，肺部的通气血流比例失调，产生严重的低氧血症。气道阻力增加和过度的用力呼吸又增加了呼吸肌的负荷，组织的无氧代谢率显著增加，由于同时缺氧和酸中毒，进一步降低了呼吸肌的耐力，最终导致呼吸肌疲劳，发生呼吸衰竭。所以在严重哮喘发作时，机体存在明显的低氧血症和高二氧化碳血症，可使患者出现意识障碍等神经精神方面的功能异常，其中血液中二氧化碳水平升高，是导致意识障碍的最主要原因。如得不到及时纠正，患者可以迅速进入昏迷状态。

哮喘发作为什么出现面色发绀？

健康人应当精神焕发，面色红润，神态自然。但哮喘发作的患者，脸色难看，甚至出现面色或口唇周围的发绀，也就是通常所说的面部出现青紫的表现。究其原因，主要是哮喘发作时由于气道内径变小影响了正常的通气，导致呼气性的呼吸困难，机体氧气供应明显减少，此时患者不得不通过用力呼吸和增加呼吸频率来试图改善通气功能和促使体内二氧化碳的排出，结果机体对氧气的消耗进一步增加，加重了呼吸的负担，加重了继发的组织供氧不足，氧气在机体内供不应求，影响了血红蛋白的有效氧合，自然脸色就不会好看。

为什么哮喘会引起纵隔气肿与气胸？

正常人体由于气道通畅，吸入肺内的气体能顺利地呼出。当哮喘急性发作，因气道痉挛、黏液分泌增加、分泌物干燥，造成气道明显狭窄，甚至形成活瓣样，造成吸入的气体难以呼出，陷闭在肺泡内，肺泡内压迅速上升，如同时伴有咳嗽，则肺泡内压上升更加明显。这时一些薄弱的肺泡，受到肺泡内压力的冲击就发生破裂，已破裂的数个肺泡可以连结在一起，形成肺大疱。肺泡或肺大疱的气体可顺着肺间质进入纵隔形成纵隔气肿，有时纵隔气肿气体向上可达颈部，在颈部皮肤用手捻捏犹如握雪感。破裂肺泡的气体也可进入胸膜腔，形成气胸，压迫肺脏，造成肺脏萎缩。这种情况一旦发生使病情迅速恶化，治疗哮喘的药物对此毫无作用，如不及时治疗将危及生命。因此，患者对此要有足够的认识。一旦发现呼吸困难与平时哮喘发作不同，伴有明显的胸痛、压迫感；或经合理治疗病情非但没有好转反而突然加重，应考虑并发气胸可能，应及时到医院就诊。

为什么哮喘会导致呼吸衰竭？

哮喘重度发作时，气道炎症明显，黏膜充血、红肿，支气管收缩和黏痰栓塞，使支气管管腔狭窄，甚至发生阻塞，造成气体进出肺脏困难，这种含氧的新鲜空气难以进入肺内，肺内有害的气体（二氧化碳）也无法顺利地排出体外。氧气无法进入肺内，造成缺氧，动脉血变成暗红色，而不像健康人那样呈鲜红色，医学上叫作低氧血症，此时患者口唇、皮肤、指甲呈现明显的紫色，标志机体处于缺氧状态。大脑、心脏等重要脏器的严重缺氧可导致患者的死亡。低氧血症通过刺激机体，加快、加深呼吸，以代偿氧气的不足，呼出气体相应增加，二氧化碳的排出量也随之增多，造成动脉血二氧化碳分压降低。如呼吸困难进一步加重，患者的呼吸肌无力代偿，发生疲劳，变为浅表快弱的呼吸，缺氧更为严重，并出现二氧化碳呼出减少，二氧化碳溶入血液后变成酸性，使机体发生酸中毒，导致呼吸衰竭，此时患者出现头痛、眼结膜充血水肿、烦躁、嗜睡，严重者昏迷不醒，甚至死亡。呼吸衰竭是哮喘发作的严重并发症，应及时送往医院进行抢救。

危重哮喘有哪些表现？

哮喘一旦严重大发作时，每易持续不缓解，如喘息症状频发，出现极度呼吸困难，气促（呼吸超过30次/分），心率超过140次/分，体力活动和说话受限，夜间显著，取前倾位，极度焦虑、烦躁不安，大汗淋漓，面色苍白，四肢冰冷，甚至出现嗜睡和意识障碍，口唇、指（趾）端发绀等，意味着病情危笃，随时可能发生循环和呼吸衰竭而突然死亡，故应及时识别，积极抢救。

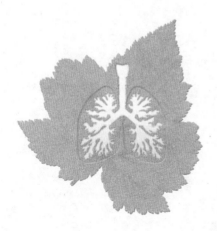

鉴别篇

如何鉴别心源性哮喘？

心源性哮喘常见于左心衰竭，发作时的症状与支气管哮喘颇为相似。多见于老年人。原因有高血压、冠状动脉硬化、二尖瓣狭窄或慢性肾炎等，发作以夜间阵发性多见。症状为胸闷，呼吸急促且困难，有咳嗽及哮鸣音，严重者有发绀、面色灰暗、冷汗、精神紧张而恐惧，与哮喘急性发作相似。心源性哮喘除有哮鸣音外，常咯出大量稀薄水样、泡沫状痰或粉红色泡沫痰，并有典型的肺底湿啰音，心脏向左扩大，心瓣膜区杂音，心音可不规则甚至有奔马律。胸部 X 线示心影可扩大，二尖瓣狭窄的患者，左心耳经常扩大。肺部有肺水肿征象，血管阴影模糊。由于肺水肿，叶间裂变阔，叶间隔线可下移至基底肺叶，对鉴别有帮助。在急诊中，心源性哮喘与哮喘急性发作一时鉴别有困难，可先用氨茶碱静脉注射而不用肾上腺素或吗啡，两者的主要鉴别见表3。

表3　支气管哮喘与心源性哮喘的鉴别

	支气管哮喘	心源性哮喘
发病年龄	多起病于幼年	多在中青年后起病
病史	有家族或个人过敏史、哮喘发作史，无心脏病史	有高血压、冠心病或风湿性心脏病病史
发作症状	间歇发作，可有季节性，发作终止前常咳出黏稠痰	常在夜间出现阵发性呼吸困难，可咯出血性泡沫痰
肺部体征	两肺满布哮鸣音	肺部过度充气体征，两侧肺底部常有湿啰音甚至满肺湿啰音
心脏体征	正常	肺动脉瓣区第一心音增强可有左心增大，心动过速，奔马律、心脏器质性杂音
X线表现	肺野清晰	肺气肿征可有肺部淤血或心脏增大征象
药物	氨茶碱、β受体激动剂有效	强心剂、利尿药、吗啡有效

如何鉴别慢性支气管炎、慢性阻塞性肺疾病？

慢性支气管炎是一种黏液高分泌的疾病，与黏膜下腺体的增生肥大和数量增加、黏膜中的杯状细胞增生有关。慢性支气管炎是指在排除引起慢性咳嗽的其他原因后，患者每年咳嗽、咳痰 3 个月以上，并连续 2 年及以上者。流行病学的研究显示 FEV_1 的下降率、疾病的致死率与慢性支气管炎的症状之间无平行关系。慢性支气管炎的频繁发作可加速其发展为慢阻肺的进程。

肺气肿是一种病理学定义，它是指支气管远端、中末端支气管及肺泡的永久性异常扩大，伴支气管的破坏，无明显纤维化。

当慢性支气管炎和肺气肿患者肺功能检查出有气流受限，并且不完全可逆时，则可诊断为慢性阻塞性肺疾病（慢阻肺）。如患者只有慢性支气管炎和（或）肺气肿，而无气流受限，则不能诊断为慢性阻塞性肺疾病。可以将具有咳嗽、咳痰症状的慢性支气管炎视为慢阻肺的高危期，具有各自独特的临床和病理学特征，是慢性阻塞性肺疾病的一种类型。慢性支气管炎与哮喘可能合并存在，如果哮喘持续存在且治疗不及时，最终会引起不可逆的气流受限。

慢性阻塞性肺疾病与支气管哮喘均为气道炎症性疾病，均有咳、痰、喘的症状，肺功能同样都表现为通气功能障碍，因此很容易混淆。

支气管哮喘的发病机制和治疗方法与慢性阻塞性肺疾病不同，因此被认为是不同的疾病。然而部分哮喘患者的气流受限也可逐渐发展为不完全可逆，这时哮喘与慢性阻塞性肺疾病很难鉴别，应按照哮喘治疗。

在普通人群中，支气管哮喘和慢阻肺的发病率很高，还有部分人群同时合并存在两种疾病，也就是说一个患者既可以诊断为慢阻肺也可以同时诊断为支气管哮喘。其特点为明显的气流受限，对支气管扩张剂的反应很好，但是第一秒用力呼吸容积（FEV_1）不能达到正常，并且进行性加重。

典型的支气管哮喘是幼年起病，有家族史和个人过敏史，春秋季节发作，无慢性咳嗽、咳痰史，以发作性喘息为特征，用支气管解痉剂效果明显。典型的慢阻肺多于中老年起病，咳嗽、咳痰症状更为突出，往往先有咳嗽、咳痰症状，迁延不愈而伴有喘息出现，用解痉剂后喘息改善程度远不如支气管哮喘。

典型的慢阻肺与支气管哮喘的鉴别还是比较容易的，但中老年起病的哮喘或支气管哮喘多年反复发作后并发慢阻肺时鉴别较为困难。支气管哮喘者血中嗜酸性粒细胞可增高，血清免疫球蛋白 E（IgE）增高，支气管激发试验强阳性等可资鉴别。

如何鉴别肺结核？

支气管内膜结核是结核病的一种特殊类型。近年来由于纤维支气管镜的广泛应用，使其确诊率明显提高。但临床上有极少部分患者结核中毒症状并不明显，支气管内膜结核引起内膜增厚、管腔狭窄，症状和体征较易与支气管哮喘混淆。从而引起咳嗽、喘息、气急等哮喘症状为主要表现，造成了临床诊断困难。此类患者临床上较为少见，形成喘息的机理是由于结核性肉芽组织增生，干酪样坏死物形成导致气管或支气管的狭窄，气流受阻而形成喘息，因而容易误导临床医生诊断。同时，该类患者若误诊为哮喘，超生理量的糖皮质激素可抑制患者的非特异性免疫，为结核菌迅速生长繁殖并播散提供条件，结果导致肺结核的播散、肺不张等严重不良后果，因此对哮喘患者（既往无支气管哮喘病史并排除其他常见病因），在经过抗炎解痉平喘等常规处理病情无明显好转者应考虑到该病的可能，并作常规纤维支气管镜检查，以明确诊断。

结核病患者常由于各种原因并发支气管哮喘，有人对结核患者和健康人对比分析，发现肺结核组并发哮喘者较健康人组高 5 倍。其原因可能为：

（1）结核菌直接损害支气管，且其代谢产物又可使支气管反应性增高；

（2）结核可继发病毒感染诱发哮喘；

（3）抗结核药物导致过敏反应，有报道发生率约为 1.5%。

支气管结核并发支气管哮喘者治疗以抗结核药物治疗为主，随结核病的好转，致喘因素逐渐减少或消失，哮喘症状随即减轻或痊愈。对于糖皮质激素的应用，大家可能存在顾虑，研究表明，对于活动性肺结核合并哮喘的患者在加强抗结核治疗的同时，吸入糖皮质激素治疗可以减少复发率，而且安全、有效。对于静止期或临床治愈肺结核合并哮喘患者，长期吸入糖皮质激素是安全的，并不增加肺结核复发的风险，亦是治疗中、重度哮喘较为满意的方案。对于口服或静脉应用激素应尽量避免，以免导致结核的播散或者复发。

如何鉴别气胸？

气胸也就是俗话说的"肺破了"，其实是因为胸膜（也就是包裹肺脏的膜性组织）破损引起气体进入胸膜腔从而压缩肺脏所导致的呼吸困难表现。哮喘与气胸的起病均突然，表现均为呼吸困难。但哮喘发病有前驱症状，特别是过敏性哮喘，多数患者发病前有过敏原接触（花粉、屋尘、海鲜食品、发霉物品、棉絮等）、吸入冷空气或刺激性气体、上呼吸道感染、过度疲劳、运动以及情绪激动等诱因。气胸往往是重体力后，多见于身体瘦长形青壮年男性或者有肺部基础疾病的患者，如有肺结核、肺炎、肺大疱病史的患者，多在体育运动或者用力后，突然发病，可表现为呼吸困难，同时可伴有胸痛、大汗淋漓等症状，起病更急。

哮喘为阻塞性通气功能障碍，早期表现呼气困难，严重时呼吸气均困难；气胸为限制性通气功能障碍，患者常诉吸不进气体，同时伴有胸痛。哮喘急性发作期的患者可有肺过度充气的体征，其胸腔的前后径增大，肋间隙增宽，叩诊呈过清音，长期的哮喘患者可有桶状胸的表现，听诊可闻及两肺满布的哮鸣音，在呼气时较明显。气胸患者一侧胸部饱满，叩诊较对侧肺呈过清音或鼓音，听诊患侧呼吸音减低，无满布的哮鸣音。同时可行胸片检查，患者胸片上显示胸腔积气部位透亮度增高，肺纹理消失，压缩的肺组织向肺门方向收缩，可见到线状肺压缩边缘，气管心脏可向健侧移位，同侧膈下降。哮喘患者胸片可无阳性表现。

其次，支气管哮喘患者有多年哮喘反复发作史。病程长的哮喘患者，由于肺气肿和肺大疱的形成，偶可在哮喘急性发作时并发气胸，使呼吸困难的症状突然加重。患者和医生如果忽略了并发气胸的可能性，误认为是哮喘发作加剧，而反复使用平喘药物，就必将延误治疗。并发气胸时的特征是出现胸部重压感，大多为单侧性，吸气性呼吸困难，且平喘药物治疗无效。通过医生仔细地检查，或者胸部 X 线检查即可及时做出诊断，关键在于不失时机地检查治疗。

如何鉴别肺癌？

肺癌的发病率日见增高，治疗的效果在一定程度上取决于能否做出早期诊断，以便及时采取有效治疗措施。如果肿瘤生长在主支气管部位（中央型肺癌），可以引起咳嗽，甚至喘息症状，而且不容易发现，如果自己随意使用止咳平喘药治疗，待到症状不断加重时才去就医，则有可能失去早期诊断和治疗的机会。

肿瘤生长于主支气管管腔内，在早期阶段，体积虽然很小，但是会引起咳嗽，往往表现为刺激性干咳，可能在说话、用力或受吸入烟雾或冷空气等刺激因素而诱发，容易与咳嗽变异性哮喘相混淆；随着肿瘤体积的不断增大，管腔逐渐变得狭窄，逐渐出现呼吸困难和喘鸣音，用力时更明显，容易与哮喘相混淆。

肺癌（中央型肺癌）引起的咳嗽和喘息往往逐渐形成，除刺激性咳嗽外，常伴有咯少量血痰，症状逐渐加重，往往经数月而逐渐加重，出现胸闷、气促和喘鸣，止咳平喘药物治疗无效。此外气管癌、喉声带部位肿瘤也可引起喘息，甚至声音嘶哑和发声困难。中央型肺癌早期阶段因为体积小，胸部 X 线或 CT 检查可能无法发现病变。因此虽然胸片和胸部 CT 检查正常，但咳嗽等症状持续甚至加重，尤其年龄在中年或以上，并且有吸烟嗜好者，应该接受医生的建议做进一步检查，包括痰液脱落细胞学检查和纤维支气管镜检查，后者可以直接观察到肿瘤的部位、大小，并且可以取活组织作病理学检查，以便得到确诊。

此外支气管类癌会释放引起支气管平滑肌收缩的物质（5- 羟色胺），因此也可出现喘息症状，往往同时有心悸、皮肤潮红的症状，需由医生检查确诊。

如何鉴别肺心病？

急性肺源性心脏病，简称急性肺心病，是指主要来自静脉系统或右心的栓子进入肺动脉，引起肺动脉主干或其分支的广泛栓塞，并伴发广泛肺动脉痉挛，使肺循环受阻，肺动脉压急剧升高，超越右心负荷的范围，从而引起右心室急剧扩张和急性右心衰竭。大块肺动脉栓塞尚可引起猝死。其中肺血栓栓塞症是最常见的一种。急性肺源性心脏病由于起病急，常突然发生不明原因的呼吸困难、气促、发绀、剧烈咳嗽、窒息感、心悸和咯血。病情较为危重，甚至可引起猝死，因此也需引起我们的重视，快速做出诊断，以免耽误病情，使患者丧失了最佳治疗时机。

肺栓塞的症状多种多样，轻重不一，我们下面探讨的主要是以呼吸困难、气促、发绀、剧烈咳嗽、窒息感等主要症状的患者，面对这类患者，仔细询问病史，询问是否有形成静脉血栓的危险因素及基础疾患存在，如长期卧床、手术后、分娩、骨折、肿瘤、心脏病、肥胖、下肢深静脉炎的患者，应考虑到是否存在急性肺源性心脏病。而急性哮喘的患者，既往有哮喘的反复发作史，多数患者发病前有接触过敏原（花粉、屋尘、海鲜食品、发霉物品、棉絮等），吸入冷空气或刺激性气体，上呼吸道感染、过度疲劳、运动以及情绪激动等诱因。急性肺心病的患者随着病情的进展可有胸痛、咯血的临床表现，急性哮喘发作的患者少见或者几乎没有咯血的临床表现。

急性肺心病患者体检可有心界扩大、肺动脉瓣膜区第二心音亢进并有杂音，三尖瓣膜区也闻及收缩期杂音及奔马律；右心衰竭时可有颈静脉怒张、肝大及疼痛、压痛。X 线检查早期可有肋膈角模糊，病侧肺门血管阴影加深；严重者可出现肺动脉段扩大、突出及心影增大。心电图可有电轴显著右偏，极度顺钟向转位和右束支传导阻滞；I、avL 导联 S 波加深，II、III、avL、avF 导联 ST 段降低，右心前区导联 T 波倒置。抓住这些诊断要点，可行进一步的明确检查，动脉血气分析，可表现为 $PaCO_2$ 降低或肺泡-动脉血氧分压差 [P（A-a）O_2] 升高。超声心动图：新近发生的肺动脉高压、右室高负荷和肺源性心脏病，提示或高度怀疑 PTE。血浆 D- 二聚体（D-dimer）：ELISA 是最准确的 D- 二聚体检测方法，对急性 PTE 有较大的排除诊断价值，若其含量低于 500 μg/l，临床可基本排除急性 PTE。核素肺通气／血流扫描，血流扫描正常可排除肺栓塞，通气／血流扫描无创性，作为肺栓塞筛选指标。同时可行胸部 CT 和核磁共振检查来显示肺血管血栓的部位、形态、管壁管腔情况及用来显示肺动脉扩大、右室扩大。

如何鉴别嗜酸细胞增多综合征？

哮喘性肺嗜酸性粒细胞浸润症又称哮喘性嗜酸性粒细胞增多综合征，也称支气管中央型肉芽肿病，或称支气管肺曲菌病。以反复哮喘发作为其主要特征，大多数患者有个人或家族过敏史，多在 40～60 岁发病，女性多见。多数患者对烟曲菌过敏，也有的患者对念珠菌、花粉或某些药物过敏。约 80% 的患者烟曲菌皮试阳性，血清中可检出升高的 IgE 及 IgG 沉淀抗体。以烟曲菌提取物作支气管激发试验时可呈双相反应，故推测本病涉及 I 型及 III 型变态反应，也有人认为 IV 型变态反应亦参与其中。支气管周围和肺泡间隔有浆细胞、单核细胞和大量嗜酸性粒细胞浸润，细支气管黏液腺及杯状细胞增生，终末细支气管扩张并有痰液充于其内，有时可以找到真菌菌丝。多为中年起病，女性多见。其临床症状与内源性哮喘相似，有的患者可咯出小的痰栓或支气管管型，内含大量嗜酸性粒细胞和（或）真菌菌丝。随着病程的发展，可见到 5 个临床期。

（1）急性期，主要表现为哮喘，IgE 常大于 2500 ng/ml，皮试阳性伴胸部 X 线改变。

（2）缓解期，临床缓解，IgE 及 X 线表现均正常。

（3）加重期，症状类似于急性期，或仅有 IgE 升高和出现新的肺部浸润改变。

（4）激素依赖期，哮喘症状需用激素控制，IgE 水平持续升高。

（5）纤维化期，由于纤维化，常表现出难以控制的气急症状。

X 线表现为近端支气管扩张，可见游走性阴影，有时可见手指样或指套样阴影。痰检时可以发现淡黄色栓状物，内含烟曲菌菌丝体及嗜酸粒细胞黏液等，IgE 升高，烟曲菌皮试及支气管激发试验常呈阳性反应。肺功能检查有明显的阻塞性通气功能障碍。与一般的支气管哮喘比较，本病的阻塞可逆性较差，故其哮喘症状多较顽固。一经明确诊断即应使用肾上腺皮质激素，泼尼松 20 ～ 30 mg/d，直至哮喘症状缓解及肺部阴影消失。长期维持治疗可防止纤维化的发生，常用量为 7.5 ～ 15 mg/d。也有人使用局部吸入激素维持治疗，但有效性尚待确定。忌用烟曲菌提取物脱敏，因其会产生不良的局部反应并可使症状加重。具体的预防措施为避免与过敏原的接触。

如何鉴别支气管扩张？

部分支气管扩张症患者（20% ～ 30%）有明显的喘息，但与哮喘机制不同，支气管扩张症患者在继发感染时，支气管扩张处分泌物增加及堵塞而出现哮喘样呼吸困难及听到哮鸣音。

首先支气管扩张症的患者多有慢性咳嗽、咳大量脓痰和反复咯血的病史。咳痰在晨起、傍晚和就寝时最多，每日可达 100～400 ml，许多患者在其他时间几乎没有咳嗽。咳痰通畅时患者自感轻松；急性发作时多有感冒受凉史，近期内咳嗽咳痰明显、痰液增多、呈黄脓痰、痰液有臭味等，同时伴有呼吸困难、气喘、气急的症状。而哮喘患者多数在发病前有接触过敏原（花粉、屋尘、海鲜食品、发霉物品、棉絮等），吸入冷空气或刺激性气体，上呼吸道感染、过度疲劳、运动以及情绪激动等诱因。哮喘持续状态发作前，患者常感胸闷、咳嗽，逐渐出现气急、痰液黏稠不易咳出，痰液多以白色泡沫痰为主，然后出现呼气性的呼吸困难。

体征上支气管扩张患者肺部听诊有固定性、持久不变的湿啰音，部分患者长期病变可伴有杵状指（趾）。哮喘急性发作期的患者可有肺过度充气的体征，其胸腔的前后径增大，肋间隙增宽，叩诊呈过清音，长期的哮喘患者可有桶状胸的表现，听诊可闻及两肺满布的哮鸣音，在呼气时较明显。

实验室及影像学检查上也能进一步帮助我们进行鉴别诊断。支气管扩张症早期患者胸片可无异常（占 10%）或肺纹理增多、增粗，排列紊乱。囊状支气管扩张在胸片上可见粗乱肺纹理中有多个不规则蜂窝状（卷发状）阴影，或圆形、卵圆形透明区，甚至出现小液平，多见于肺底或肺门附近。柱状支气管扩张常表现为"轨道征"，即在增多纹理中出现两条平行的线状阴影（中央透明的管状影），现有更加精确的胸部高分辨率 CT（High-Resolution Computed Tomography，HRCT）检查，较普通 CT 诊断支气管扩张敏感性、特异性更高，尤其对临床疑为轻度支气管扩张患者，其诊断准确性可超过支气管造影。同时 HRCT 在判断支气管扩张的程度上更加准确。支气管哮喘的患者，胸部 X 线检查在急性发作期可见肺过度膨胀，肺野透亮度增加。如在短期内出现肺内小块状阴影，提示可能为支气管痰栓引起的局限性肺不张。同时进行痰液镜检可见嗜酸性粒细胞，血嗜酸性粒细胞、总 IgE 和特异性 IgE 升高。

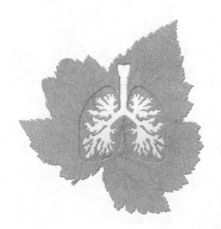

治疗篇

哮喘治疗的目标是什么？

任何疾病对于患者来说都是希望能够痊愈或者是根治。这也是为什么很多非法医疗机构都打着根治某某慢性病的幌子坑害患者的原因之一，他们就是抓住慢性病患者这种对疾病缺乏治疗耐心和信心、急于求成的心理状态。其实，慢性疾病本身发生和发展都有一定的原因，比如遗传因素、环境因素等，甚至还有很多无法解释的原因。而支气管哮喘更是一种典型但又有特殊性的慢性气道疾病。典型在于它同许多慢性病一样，有遗传因素作为主要的内因，比如，很多过敏性哮喘患者都有家族过敏性疾病史。而特殊性在于它在疾病早期，表现为发作性的症状，也就是说患者往往遇到一些诱发因素才会产生症状，而平时可以和正常人一样没有症状，这就使很多患者在疾病早期和病情较轻的情况下对于其慢性过程缺乏认识，更缺乏足够的重视，不仅如此，甚至于很多医务人员也对此不够重视。既然哮喘是一种慢性气道疾病，我们应该如何来认识其治疗的目标呢？怎样的目标才是切实可行的呢？

全球哮喘防治创议（Global Initiative for Asthma，GINA）给了我们明确而又有根据的答案：①达到和维持症状的控制；②防止哮喘发作；③尽可能达到（或接近）和维持正常的肺功能；④维持正常活动水平，包括体育锻炼；⑤避免因哮喘治疗带来的不良反应；⑥防止发展至不可逆的气流阻塞；⑦防止因哮喘致死。

（1）达到和维持哮喘的控制。一种疾病的控制对患者而言简单地讲就是没有症状。而 GINA 也为哮喘患者量化疾病的控制提供了相应的一些监测手段。即哮喘的控制包括以下几个方面：无（或 ≤ 2 次 / 周）日间症状；无日常活动和运动受限；无夜间症状或因哮喘发作而憋醒；无须（或 ≤ 2 次 / 周）

支气管哮喘中西医结合防治手册

接受缓解药物治疗；肺功能正常或接近正常；无哮喘急性加重。患者也可以通过哮喘控制评分问卷（Asthma Control Test，ACT）评分进行评价，通过简单而贴近实际的问题让患者对自身疾病控制的情况进行打分，从而判断是否达到哮喘的控制。

（2）防止哮喘发作。这一点在哮喘治疗目标中非常重要。哮喘的死亡率和致残率的来源在于反复和重度的哮喘发作。我们看到一些鲜活的生命因哮喘重度发作而消失，如家喻户晓的歌星邓丽君、影星柯受良等，这些原本可以通过规范化治疗和病情监测而避免的。因此，得了哮喘的患者应该从思想上对这种疾病引起重视，了解常见的诱发急性发作的诱因，如在过敏季节、环境污染、呼吸道感染等容易诱发哮喘急性发作的情况下做好相应的防范措施，结合规范的预防用药治疗（如吸入糖皮质激素的规范化、个性化使用），才能切实可行地预防哮喘发作。

（3）尽可能达到（或接近）和维持正常的肺功能。肺功能作为哮喘客观的监测指标之一，可以客观地反映患者的哮喘严重程度。患者除了可以每3～6个月到医院进行测定以外，也可以通过简单的PEF进行测定。哮喘达到控制后，轻度的、病程较短的患者肺功能完全可以达到正常；而病程较长、病情较重的患者由于长期的疾病导致气道重塑（也就是破坏了某些气道的微结构），肺功能已经出现了不可逆的改变，因此很难达到正常人的标准，对于这部分患者，接近和维持最佳的肺功能则是最切合实际的目标。

（4）维持正常活动水平，包括体育锻炼。这也就是告诉广大的患者，坚持规范的治疗和病情监测，哮喘患者可以和正常人一样学习、工作、生活、娱乐。

（5）避免因哮喘治疗带来的不良反应。这一点是慢性疾病治疗中不容忽视的一点。我们希望疾病得到控制，我们希望没有症状和急性加重，但我们不应该付出太大的代价（药物的不良反应）。笔者曾经治疗过一位患者，虽然在20多年的病程中哮喘发作不频繁，也就3～5次，但他却以每天10 mg的泼尼松治疗了10多年，40岁的他已经出现了骨质疏松、高血压、糖尿病、青

100

光眼等一系列并发症。因此，正因为哮喘是慢性病，我们推广以吸入药物作为首选的治疗方法，目的就是在于希望减少全身用药的不良反应。

（6）防止发展至不可逆的气流阻塞。如前所述，哮喘早期开始治疗和晚期开始治疗的预后截然不同，主要的原因就在于气流阻塞的可逆性与否。当疾病尚未导致气道重塑时，它的可逆性就好；反之，由于结构发生了改变，使哮喘这种功能性疾病变成了器质性疾病，治疗效果当然就变差了。

（7）防止哮喘致死。哮喘致死是我们最担心的结果，也是我们最不愿意看到的结果，更是我们经过努力，经过规范化治疗能够完全避免的结果。

哮喘为什么要制定长期的、规范的个体治疗方案？

哮喘治疗最重要的首要原则就是：长期。如前所述哮喘是一种长期慢性病，在目前的医疗条件下，治疗目标是控制病情发展，减少和减轻急性发作，而非达到"根治"。所以哮喘的治疗具有长期性、艰巨性，这就需要病友做好打"持久战"的思想准备。有些哮喘患者不了解哮喘治疗的艰巨性，总希望用一种药物、一种疗法短期内将哮喘治愈，这是不现实的。有些患者哮喘急性发作时，由于憋气、呼吸困难，痛苦万分，希望医生迅速缓解他的痛苦，对治疗积极配合，一旦病情缓解就不能坚持治疗，从而造成哮喘反复发作。只有坚持长期治疗，才能大大减少急性发作的次数，从根本上减轻痛苦，减少死亡的危险；同时也因门、急诊次数的减少，减少了医疗费用。

其次，治疗一定要规范化。这种规范化不是某某名医制定的，而是基于许多临床实践和严格设计和进行的全球多中心双盲对照研究所证实的规范，是全世界治疗哮喘的指南针。目前全球早已制定了有关哮喘治疗的指南，并不断地更新和完善。我国呼吸学界也根据我国的实际情况制定了哮喘防治指南。只要患者按照哮喘防治指南进行规范化的治疗，哮喘虽不能治愈，但可得到良好的控制，您完全可能像正常人那样生活。所以建议哮喘患者到正规的医院，特别是呼吸科门诊，哮喘专病门诊就诊，不要迷信什么"偏方""验方"，保证你得到的是正确、适当的治疗。

最后，哮喘的治疗还要注意个体化。我们注意到患者对于疾病之间的信息交流也非常常见，他们会将各种药物使用的体会在患者中进行交流。往往可以看到一些患者，在等待门诊就诊时互相交流：你用什么药？效果怎么样？但是很少有患者在交流时会谈及具体剂量：你用多少喷？你什么时候加量的？你什么时候减量的？其实，这往往是哮喘治疗中很重要的一部分，也是有别于其他慢性疾病的一部分——个体化治疗方案。仔细回顾哮喘治疗的历史，哮喘的慢性治疗药物也无外乎长效和短效支气管舒张剂、吸入激素、茶碱类、白三烯受体调节剂、抗过敏药这几类。但是每个患者要达到哮喘的控制，医生必须根据每位患者的具体情况选择合适的用药组合、用药剂量，并在患者的不同阶段调整这些治疗内容。所以，A 患者的用药效果可能很好，但如果不分青红皂白地用在 B 患者身上，结果可能并不理想。

所以，"长期、规范、个体化"是哮喘治疗的原则，贯穿于哮喘治疗的整个疗程，患者只有切实体会到这些原则的意义，才能更好地与医生配合，达到控制哮喘、治疗哮喘的目标。

哮喘急性发作如何治疗？

哮喘有反复急性发作的特点，但每次急性发作的严重程度不尽相同，轻度发作时虽然可能自行缓解或用药后缓解，但较严重的发作则可能迅速发展，甚至威胁生命。尤其是对于那些对自身疾病没有足够关注的青壮年，急性发作治疗延误往往导致非常严重的后果。笔者曾经救治过一例年仅 17 岁的青少年患者，关在房中玩电脑游戏时突发哮喘，没有及时告知家人，等到家人发现时为时已晚，送至医院已告不治，非常可惜。因此每次急性发作时都应该自行判断发作严重程度及病情变化，以便与医生联系，及时就医治疗，对于这些特殊人群，更应该向家人告知密切观察的重要性，达到共同监测病情的目的。下述情况应及时就医。

（1）中（重）度急性发作。哮喘急性发作时，首先应根据气促程度、活动能力、精神状态等对发作严重度进行自我初步评估。中度急性发作有轻度喘促感，活动和讲话时加剧，情绪焦虑烦躁，多汗。重度急性发作有明显喘促、呼吸困难，休息时亦有喘促，讲话时只能发出片言只语，焦虑、烦躁、大汗淋漓，甚至出现唇、指发绀。如果用微型峰速仪作客观检查，使用支气管舒张剂后，呼气峰流速度能达到正常预计值的70%以下。以往曾长期使用或刚停止使用糖皮质激素类药物，如泼尼松或地塞米松等药物，以及最近一年内曾因严重哮喘或哮喘并发症（气胸、呼吸衰竭）而急诊或住院抢救的患者，容易再次出现急性重度发作。所以，这部分患者在有急性发作征象出现时应该更密切的观察和评估，如果不是很确切的情况下，还是及早就医为好。若初步诊断为中（重）度急性发作，可以一方面在家中使用吸入型速效支气管舒张剂（沙丁胺醇、特布他林等），使症状暂时有所缓解；另一方面及时至医院就诊，千万不可因为喘息暂时有所缓解，认为在家中继续用药就可控制发作，忽视就医进一步治疗的必要，造成病情反复或加重。

（2）哮喘急性发作进行性加重。有些哮喘急性发作的病情较轻（轻度），大多数可自行使用吸入型速效支气管舒张剂控制症状，因此许多患者都会在家中备有或随身携带吸入型速效支气管舒张剂，以备不时之需。但有时哮喘急性发作初期虽然自觉症状不重，而吸入速效支气管舒张剂1小时内症状仍不见缓解，或者药效维持不足3小时，因此需要反复用药，哮喘症状持续且逐渐加重，说明病情有所恶化或严重，应当迅速送医院治疗，尤其家庭离医院较远，千万不要在家庭中反复多次用药，以致等到喘促严重、大汗淋漓、发绀，甚至嗜睡和神志不清时才匆匆送医院，造成延误有效治疗时机，甚至在送医院途中发生意外。而且反复多次用药或不规则用药，还会引起药物不良反应，使病情更加复杂，难治。

当患者入院治疗时，医生会让患者吸氧，改善因哮喘发作引起的胸闷不适等缺氧症状，在完成体格检查的同时，有条件的给予雾化吸入支气管舒张剂和吸入糖皮质激素，病情较重者需要进行血液学检查（其中包括动脉血气分析检查）和胸片或肺 CT 等检查。这两项检查的意义前者在于衡量本次发作的严重程度，包括是否已经达到呼吸衰竭，后者的目的主要在于评价有无肺炎和气胸等并发症的出现。同时，在整个治疗过程中，医生也会对患者进行反复的病情监测和评估，调整用药，有些发作非常严重的患者会导致呼吸衰竭而使用无创和有创的机械通气，也就是呼吸机的使用。

全身激素的使用是哮喘急性发作的重要治疗方法之一，医生会根据患者的病情选择全身激素的用药种类（口服或静脉）和剂量。有些哮喘病史较长的患者往往会在家中自行口服激素治疗，这种情况下，切记应该在就诊时把口服激素的时间、剂量告诉医生，以协助医生正确选择剂量。在哮喘得到控制后，也应该遵医嘱减量或停药，不要随意自行停药。

哮喘慢性持续期应如何治疗？

哮喘是慢性呼吸道疾病，需要进行长期预防性治疗，以控制反复急性发作和防止演变成为慢性阻塞性肺疾病和慢性肺源性心脏病。因此在首次诊断时，医生就应该根据各人具体情况制定长期家庭预防性治疗计划，即按哮喘发作频度，肺功能检查结果和按需用缓解药的情况，将哮喘病情分为轻度间歇，轻度持续，中度持续，重度持续四级（表 4）。然后提出长期用药或按需用药计划，在非急性发作期（稳定期）作预防性治疗，而在急性发作期则需用药治疗。

表4 非急性发作期哮喘病情的评估

病 情	临床特点
间歇发作	间歇出现症状，＜每周1次短期发作（数小时至数天），夜间哮喘症状≤每个月2次，发作间期无症状，肺功能正常，PEF或FEV_1≥80%预计值，PEF变异率＜20%
轻度持续	症状≥每周1次，但＜每天1次，发作可影响活动和睡眠，夜间哮喘症状＞每月2次，PEF或FEV_1≥80%预计值，PEF变异率20%～30%
中度持续	每日有症状，发作影响活动和睡眠，夜间哮喘症状＞每周1次，PEF或FEV_1＞60%，＜80%预计值，PEF变异率＞30%
严重持续	症状频繁发作，夜间哮喘频繁发作，严重影响睡眠，体力活动受限，PEF或FEV_1＜60%预计值，PEF变异率＞30%

（1）为贯彻执行长期预防性治疗方案，应经常与医生保持联系，建议作哮喘日记，逐日或每周2～3次，记录自己哮喘症状变化，用药情况及遇到的各种问题，如有可能用峰速仪测得并记录逐日PEF变化，每个月与医生联系一次，以便医生了解你的病情演变，并据此每3～6个月重新作病情评估，以调整长期预防治疗方案。在每次随访时医生可以通过简单的ACT问卷帮助患者评价哮喘的治疗情况，并结合下表（表5）给予哮喘是否控制的决策。

表5 哮喘控制评价标准

	控制（所有以下标准）	部分控制（任意1周内满足任一标准）	未控制
日间症状	无（或≤2次/周）	＞2次/周	任意1周内出现部分控制哮喘的3种或3种以上特征
活动受限	无	有	
夜间症状/夜间觉醒	无	有	
需缓解剂/急救治疗	无（或≤2次/周）	＞2次/周	
肺功能（PEF或FEV_1）	正常	＜80%预计值或个人的最佳值	
急性加重	无	1次或1次以上/年	任意一周内出现1次

如果按照上述的评价标准，患者评价为控制，则可以维持原治疗方案或适度减量至维持哮喘控制的最低药量；如果评价为部分控制，则应该考虑升

级治疗以达到哮喘控制；如评价为未控制，则应积极进行升级治疗以达到和接近哮喘控制。哮喘的阶梯治疗方案如下（表 6）。

表6 哮喘阶梯治疗方案

◁ 降级		治疗级别	升级 ▷	
第1级	第2级	第3级	第4级	第5级
哮喘教育、环境控制				
按需使用短效β₂受体激动剂	按需使用短效β₂受体激动剂			
控制性药物	选用一种	选用一种	加用一种或以上	加用一种或两种
	低剂量的ICS	低剂量的ICS加LABA	中高剂量的ICA加LABA	口服最小剂量的糖皮质激素
	白三烯调节剂	中高剂量的ICS	白三烯调节剂	抗IgE治疗
		低剂量的ICS加白三烯调节剂	缓释茶碱	
		低剂量的ICS加缓释茶碱		

（2）治疗无效随时联系。哮喘长期预防治疗的目标是：①慢性哮喘症状减轻或消失；②哮喘急性发作减少或减轻；③无哮喘急诊就医；④按需使用速效支气管扩张剂；⑤恢复正常活动能力，包括运动；⑥PEF值恢复正常或接近正常，昼夜变化率＜20%；⑦未发生药物不良反应。

如果经一段时间治疗未能达到上述目标，应随时与医生联系，共同探讨，查找原因。治疗无效的原因可能包括：①诊断不正确，喘息症状是由其他疾病引起；②病情严重程度判断不正确，未能采用与病情相适应的计划治疗方案；③未能坚持执行长期计划治疗方案或未能掌握用药方法；④发生并发症如气胸，继发下呼吸道感染等。

（3）急性发作时及时就医。哮喘长期治疗过程中，可能有各种因素触（诱）发哮喘急性发作，可根据原订计划治疗方案，自己初步判断发作严重程度及吸入速效支气管扩张剂（沙丁胺醇、特布他林等），并及时与医生联系或到医院就诊，取得指导和进一步治疗。

控制哮喘的药物有哪些?

控制药物有吸入糖皮质激素（Inhaled Corticosteroid，ICS）、全身用糖皮质激素、白三烯调节剂、长效 β_2 受体激动剂（与 ICS 联合应用）、缓释茶碱、色甘酸钠、抗 IgE 抗休及其他全身性类固醇助减剂等。

控制药物应该如何使用?

吸入型糖皮质激素是最基本也是最有效的控制或预防类药物，它具备广而全的抗炎作用，几乎适合所有的哮喘患者。但必须根据病情选择合适的剂量，而且必须使用一段时间才出现明显的效果（至少 2 周以上），并且坚持使用才能达到控制炎症、预防发作的作用。有些患者不了解这些，最常见的是把吸入性糖皮质激素当作缓解症状药物，只在发作时应用，不发作时不用，这样当然功效很差。有些人刚用 1 ~ 2 次，见没有"立竿见影"的功效，就认为无用，弃之不用。目前，存在气雾剂、干粉吸入剂（如都保）、雾化溶液（主要适用于小儿、老人，急性发作时）等多种剂量，可以根据患者各自情况进行选择。全身糖皮质激素（静脉针剂、口服片剂）不良反应较大，一般应用于急性发作时，不作为慢性持续期的常规用药，只在极少数病情十分严重的患者才每日小剂量使用。具体的药物如吸入剂：倍氯米松、布地奈德、氟替卡松；口服制剂：甲泼尼龙、泼尼松、氢化可的松；静脉制剂：地塞米松、甲泼尼龙、氢化可的松。

长效型 β_2 受体激动剂严格意义上讲属于控制和缓解兼具的一类药物。由于其长效性，大多数情况下被用于控制疾病，即慢性持续期的长期应用。它和糖皮质激素的联合应用可以更好地控制哮喘的炎症，改善患者的症状，尤其是夜间症状，对于哮喘严重程度较重的患者（中度以上的哮喘）是首选的治疗。但有些患者在使用长效 β_2 受体激动剂吸入后气急已明显好转，就忽略了吸入糖皮质激素。这种错误的观点严重影响哮喘的控制。但必须注意的是，长效的 β_2 受体激动剂的使用必须是在单用吸入糖皮质激素疗效欠佳的基础上合用，而不能单独使用。具体的药物如吸入剂：福莫特罗、沙美特罗；控释片：丙卡特罗。

白三烯受体调节剂是近几年来新近诞生并越来越多地应用于临床的一类控制药物。由于对哮喘慢性炎症的机制研究的不断深入，白三烯这类物质的作用越来越引起重视。因此，作为该重要炎症介质的拮抗剂，它的应用可以使气道炎症（尤其是过敏性炎症）得到控制。因此，目前它可以被用作轻度过敏性哮喘控制用药的单药治疗或中重度哮喘的合并用药之一。具体药物为：孟鲁司特。

缓释或控释茶碱是一类使用历史悠久的哮喘药，但从药物根本的作用机制上讲，它更偏重于对症。由于它的抗炎作用较弱，控制炎症的范围也较小，剂量大则会出现明显心脏毒性，国外一直以来都将它作为其他哮喘药物控制不佳的合并用药。而且，提倡使用长效的、控释剂型的茶碱以提高其使用的安全性。在我国，由于茶碱的价格便宜，服药方便，很多患者长期使用这类药物而不注重吸入激素等一线药物的使用，导致病情逐步加重。因此，这类药物应该作为中重度哮喘的合并用药选择。具体药物如：氨茶碱、茶碱缓释片、茶碱缓释胶囊等。

抗过敏药如酮替芬、开瑞坦、西替利嗪等也是有些患者经常使用的控制型药物。但这类药物现在并没有包含在 GINA 和我国的哮喘防治指南中。由于这类药物的主要作用是组胺这类过敏性物质的阻断剂或拮抗剂，而哮喘患者中仅有一部分过敏性哮喘的气道慢性炎症存在组胺的过度产生，因此，这类药物的控制作用就很片面了。但是，由于这类药物可以同时改善过敏性鼻炎等其他过敏症状，这对哮喘也有一些间接地改善作用，对部分患者中还是有一定的控制作用。但必须注意长期口服用药的安全性，尤其是心脏和神经系统的不良反应。现在也诞生了局部用药，如盐酸氮斯汀（主要是针对过敏性鼻炎），安全性有所提高。

什么是治疗哮喘的缓解剂?

缓解剂能使紧缩的气道平滑肌放松,从而使狭窄的气道舒张,所以又称为支气管舒张剂。但它们对气道的炎症几乎没有治疗作用。常用的缓解剂是 β_2 受体激动剂和黄嘌呤类药物如氨茶碱,主要用于哮喘发作时的治疗。此外,哮喘患者在运动之前半小时吸入 1~2 喷缓解剂,可以有效预防运动时发生哮喘症状。

哮喘使用过多缓解剂对身体有害吗?

哮喘发作时,快速缓解哮喘发作的药物使患者会觉得病情减轻,它可能终止哮喘发作,在某些哮喘发作的情况下,可能认为病情正在好转,但实际上气道内壁下越来越肿胀。这时,可能面临一次非常严重的哮喘发作的危险,甚至可以夺去生命。所以,如果需要每天应用快速缓解药物来控制哮喘症状和终止哮喘发作,这就意味着你需要应用哮喘预防药物了。如果你在一天内需要 4 次以上的快速缓解药物来终止哮喘发作,当天就需要去医院求治。

什么是哮喘治疗预防剂?

预防剂又称为控制剂,这类药物能减轻和消除哮喘患者的慢性气道炎症,使患者气道的反应性下降,从而使哮喘发作次数减少,发作时症状减轻,直至完全预防发作。目前对哮喘最有效的预防剂是吸入型的糖皮质激素,其他还有白三烯受体拮抗剂等。预防剂不能直接快速缓解哮喘发作,而且它们的作用也要在连续使用数周后才能显现。同时更加需要强调的是,大部分哮喘患者需要每天规律使用预防剂,即使感觉很好时也不能中断,特别当使用预防剂一段时间后，感觉有明显好转时也不可擅自突然停用，必须在医生指导下根据病情逐渐调整剂量，直至停药。

预防哮喘一定要用糖皮质激素吗？

哮喘的治疗原则中预防是非常重要的环节，主要用于缓解期的治疗，目的是降低气道炎症。根据哮喘防治指南，将哮喘分为 4 级：一级为间歇发作，二级为轻度持续，三级为中度持续，四级是重度持续。方案中明确规定，在每日的控制药物方面，一级患者无须用药，二级以上者的首选药物是吸入型的糖皮质激素。显然对需要治疗的人群而言，糖皮质激素是第一选择。但方案中讲述应用糖皮质激素剂量的同时，也提到其他的治疗选择，包括白三烯受体拮抗剂、茶碱缓释片、色甘酸钠、口服长效 β_2 受体激动剂，也就是说糖皮质激素并不是唯一的选择。一般对于持续哮喘者医生建议首先选择吸入糖皮质激素，保持病情完全控制并维持一段时间，然后逐步减量；对于轻度的哮喘患者如其本人或家属对使用糖皮质激素抱有极大的恐惧感，可以尝试其他选择，并且做好疗效监测，以便及时调整。

糖皮质激素的作用是什么？

糖皮质激素简称激素。是由肾上腺皮质分泌的一类甾体激素，具有糖、脂肪和蛋白质的生物合成和代谢的作用，还具有抗炎作用，称其为"糖皮质激素"是因为其调节糖类代谢的活性最早为人们所认识。目前糖皮质激素这个概念不仅包括人体内源性物质，还包括很多经过结构优化的具有类似结构和活性的人工合成药物，目前糖皮质激素类药物是临床应用较多的一类药物。

全身使用糖皮质激素的弊端?

全身使用糖皮质激素的不良反应较多,主要包括:

1. 撤药综合征。长期大剂量糖皮质激素治疗后的撤药过程中,最常见的问题是原发疾病的复发和因下丘脑-垂体-肾上腺轴受抑制而表现的肾上腺皮质功能减低,临床称其为撤药综合征。

2. 感染。糖皮质激素虽然有抗炎和免疫抑制作用,同时也使机体抵抗力减低,继发各种感染。

3. 库欣综合征。长期大剂量皮质激素治疗会引起库欣综合征,临床表现为向心性肥胖、满月脸、水牛背、多毛、痤疮、皮肤紫纹、高血压、低钾血症等。皮肤受损的特点为皮肤变薄、容易损伤、轻微碰撞也可造成皮肤黏膜的擦伤,与激素引起的蛋白质和胶原纤维的合成受阻有关。因此,长期应用激素治疗要注意保护皮肤黏膜,并适当增加蛋白质食物如肉、蛋、奶的摄入。

4. 消化性溃疡。糖皮质激素治疗可引起胃酸和胃蛋白酶产生过多;胃黏液组成改变,对胃黏膜保护作用减弱;迷走神经兴奋性增强;导致消化性溃疡和出血。

5. 骨质疏松。糖皮质激素引起的骨质疏松和剂量、时间有关,在用药的 12 ~ 18 个月内骨量丢失最快。长期服用激素的患者,30% ~ 50% 会发生骨质疏松,脊柱、髋骨及肋骨最为明显,严重时可引发骨折。糖皮质激素直接抑制成骨细胞活性,减少骨生成;还增加甲状旁腺激素分泌,使破骨细胞增加骨吸收;此外糖皮质激素增加肾脏排泌钙和抑制肠道的钙吸收;这些总的结果造成机体钙负平衡,导致骨质疏松。因此,在长期吸入激素的过程中要注意检测骨密度,一旦骨密度有所下降就应补充维生素 D 和钙剂。

6. 血糖升高。糖皮质激素增加血糖水平,使糖尿病血糖进一步升高,使隐性糖尿病表现为临床糖尿病。

7. 心血管系统。糖皮质激素可引起血压升高、动脉硬化、脑卒中、高血压、心脏病、血管脆性增加等。糖皮质激素引起的白内障发生率为 6.4%～38.7%，白内障发生与糖皮质激素剂量和用药时间有关，儿童的危险性更大。对长期服用泼尼松 10～15 mg/d 的患者需定期进行检查，有无激素引起的后囊性白内障。

8. 行为异常。可有多种表现，包括神经质、失眠、情绪和精神改变等。过去有精神病史的患者不是糖皮质激素的反指征，同样，无精神病既往史的患者应用糖皮质激素后也可能出现精神症状。

9. 生长迟缓。儿童长期服用糖皮质激素会发生生长迟缓，具体机制还不清楚，可能因糖皮质激素对生长激素分泌的抑制作用或者糖皮质激素抑制胶原合成的作用。

10. 伤口愈合困难。糖皮质激素抑制机体抵抗力和合成代谢，促使蛋白质分解，使手术后伤口难愈合。

上述这些全身不良反应一般出现于长期持续应用超生理剂量糖皮质激素的情况下，糖皮质激素的不同剂型各有优缺点，衡量糖皮质激素治疗的利与弊，扬长避短，针对哮喘不同的阶段，合理使用不同的剂型，是控制哮喘的关键。

常用的 β_2 受体激动剂有哪些？

（1）沙丁胺醇（万托林、舒喘灵）：是目前最常用的 β_2 受体激动剂。该药以吸入给药为主，代表药为万托林气雾剂，一般作为临时用药，有哮喘发作预兆或哮喘发作时立即吸入 1～2 喷，必要时可每隔 4～8 小时吸入 1 次，但 24 小时内最多不宜超过 8 喷。另一种为万托林雾化吸入液，以无菌生理盐水稀释至 5 ml 后经空气压缩雾化器吸入，主要用于哮喘急性发作。口服剂量为每次 2～4 mg，每日 3～4 次。但剂量偏大时少数病例可见肌肉震颤，外周血管舒张及代偿性心率加速，心悸，心律失常，头痛，不安，过敏反应等不良反应。最新的沙丁胺醇缓释剂疗效可持续 12 小时以上。

（2）异丙喘宁（奥西那林、间羟异丙肾上腺素、羟喘）：对支气管平滑肌的 $\beta2$ 受体有一定的选择性。选择性强，舒张支气管作用比沙丁胺醇弱，不良反应也较少。吸入后 5 min 左右起效，10 min 达最强，疗效可持续 3～5 小时。口服剂量为每次 10～20 mg，每日 3～4 次。

（3）双氯醇胺（克仑特罗、克喘素、氨哮素）：该药的支气管扩张效应是沙丁胺醇的 100 倍左右，多口服给药，由于胃肠道吸收快，口服后 10～20 min 即见效，疗效持续时间为 4～6 小时。该药能增强纤毛运动，促进排痰。

（4）间羟叔丁肾上腺素（间羟舒喘宁、特布他林等，商品名为博利康尼，吸入制剂为喘康速）：特布他林的支气管扩张效应比沙丁胺醇更强，选择性更高。作用可持续 6～8 小时，属中效类 β_2 受体激动剂，选择性强，对心血管的不良反应仅为沙丁胺醇的 1%。但大剂量使用时仍有心血管不良反应。有短效和缓释口服剂。

（5）妥布特罗（息克平）：疗效持续时间 8～10 小时，口服给药为主，偶有心悸、手颤等不良反应。

（6）酚间羟异丙肾上腺素（酚丙喘宁，芬忒醇）：其疗效和作用持续时间与间羟叔丁肾上腺素相似，以吸入给药为主，由于安全性差已经停用。

（7）沙美特罗：为长效 β_2 受体激动剂，疗效持续 12 小时，吸入给药的支气管扩张效果是沙丁胺醇的 2～4 倍。本药主要通过吸入给药，适用于夜间哮喘的防治。

（8）福莫特罗：为长效 β_2 受体激动剂，疗效持续约 12 小时，吸入给药的支气管扩张效应是沙丁胺醇的 10 倍，口服给药是沙丁胺醇的 5 倍。由于该药作用时间长，适用于预防和控制夜间哮喘。

（9）班布特罗：班布特罗（邦备）是近年刚用于临床的长效口服 β_2 受体激动剂，是肾上腺素能受体激动剂特布他林（博利康尼）的前体药物。

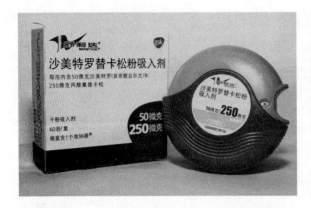
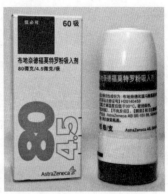

为什么沙丁胺醇可以用于哮喘急救?

万托林是商品名,其化学成分为硫酸沙丁胺醇,属于选择性的速效 β_2 受体激动剂,吸入后直接作用于呼吸道黏膜相应的受体,缓解痉挛,舒张气道,改善通气,可明显改善胸闷、气急、喘息等症状。该药起效迅速,适用于解除哮喘的急性发作,也常用于运动型哮喘的预防。沙丁胺醇起效快,作用时间较短,为短效制剂。

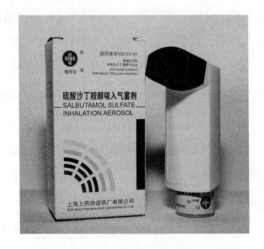

β₂受体激动剂类药物作用及不良反应

（1）心血管不良反应：这主要是药物作用于心脏 β₁ 受体引起的，虽然治疗哮喘的 β 受体激动剂为高选择性的 β₂ 受体激动剂，但仍不能完全避免其心脏不良反应的出现，表现为心率增快、心律失常、心肌缺血，老年人、同时服用茶碱类药物的患者更易产生不良反应。

（2）使哮喘病情恶化：长期吸入短效 β₂ 受体激动剂可以使气道反应性增加，病情加重。

（3）β₂ 受体低调节：即通常所说的耐药性，表现为吸入 β₂ 受体激动剂后所产生的效果及作用时间降低，这种低调节是一个可逆过程，一般停用药物 1 周后可以恢复正常。

（4）其他：骨骼肌痉挛、血糖升高等。

常用抗胆碱能药物有哪些？

（1）爱全乐气雾剂，其起效时间慢，吸入后 30～90 min 平喘作用最强，持续 4～6 小时。

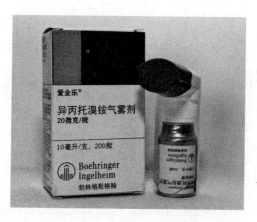

（2）爱全乐雾化吸入溶液较气雾剂起效快、作用强。

（3）近年发展的选择性 M_1、M_3 受体拮抗剂如泰乌托品（噻托溴铵，商品名：思力华）作用更强，持续时间更久（可达 24 小时），不良反应更少。本品对有吸烟史的老年哮喘患者较为适宜。妊娠早期的妇女和患有青光眼或前列腺肥大的患者应慎用。

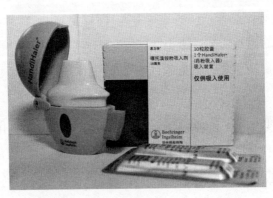

常用茶碱类药物有哪些？

目前临床中常用的茶碱类药物有茶碱的缓释剂型、氨茶碱、二羟丙茶碱和多索茶碱。给药方法包括口服和静脉用药。静脉注射茶碱主要用于重、危症哮喘。

缓释茶碱的作用？

茶碱缓释剂型的出现很大程度上提高了茶碱的使用率。相较于普通茶碱，缓释茶碱拥有更长的作用时间和更稳定的血药浓度，较少引起不良反应的发生，由于一次给药后作用时间可长达 12～24 小时，对于控制夜间哮喘能达到很好的疗效，这些药物多在睡前服用，能很好地预防夜间哮喘的发作。为了保证剂型的完整性，达到预期的疗效，这些药物不能嚼服或是碾碎服用。由于缓释茶碱不能人为减少剂量而破坏其整体结构，也没有小剂量制剂，因此不适用于儿童哮喘患者。

茶碱类药物有哪些不良反应？

茶碱类药物的主要不良反应表现为胃肠道、心血管和神经系统不良反应。胃肠道不良反应表现为恶心、呕吐、腹痛。心血管不良反应主要表现为心悸、心律失常。神经系统不良反应可见有头痛、失眠、易怒。不同茶碱药物其不良反应的表现、强度不尽相同，临床多选用不良反应小的药物治疗。茶碱类药物的有效治疗浓度和中毒浓度相差不远，加之受个体差异的影响，比较容易发生不良反应，在剂量加大发生中毒时可以引起死亡。但总体来说，茶碱类药物还是比较安全的。

什么是抗白三烯类药物？

白三烯（Leukotriene，LT）是重要的炎症介质，不仅参与哮喘的气道炎症反应和气道高反应性，而且促进气道重构，在哮喘的发生发展中发挥重要的作用。白三烯调节剂也称为白三烯修饰剂或抗白三烯药物，通过抑制白三烯合成或阻止白三烯与相应受体结合，从而阻断白三烯的各种生物学作用。

白三烯调节剂作用如何？

白三烯调节剂可以降低气道的炎症反应、具有一定的支气管扩张作用，减少哮喘的发作、改善肺功能、减轻哮喘症状。在 2006 年 10 月出版的《全球哮喘防治创议》中，白三烯调节剂作为除吸入性糖皮质激素外，唯一可单独应用的长期控制药物。孟鲁司特钠属于白三烯受体拮抗剂，能够阻断白三烯的作用途径，临床疗效观察已经证实了这类药物在治疗哮喘方面有良好的效果。与孟鲁司特钠属于同一类的药物常见的还有扎鲁司特。

抗组胺类药物为什么可以治疗哮喘？

支气管哮喘的实质是气道炎症，组胺是炎性细胞释放的量最多的炎症介质，在哮喘的发病机制中占重要地位。抗组胺药物通过多途径拮抗气道炎症，缓解支气管痉挛。

抗组胺类药物主要用于哪些类型的哮喘？

新一代抗组胺药物 H_1 受体选择性强，疗效高，不良反应小，具有抗炎作用。适宜于轻度哮喘，尤其是轻度哮喘合并过敏性鼻炎者其作用尤为肯定。对季节性哮喘和运动性哮喘有一定保护作用，对哮喘高危儿童也有一定预防哮喘发病的作用。

抗组胺类药物有哪些？

酮替酚和新一代组胺 H_1 受体拮抗剂阿司咪唑、曲尼斯特、氯雷他定在治疗轻度哮喘和季节性哮喘中具有一定作用，可以和 β_2 受体激动剂联合使用。

抗组胺类药物的不良反应有哪些?

传统的抗组胺药物可引起中枢神经系统功能障碍,包括中枢镇静作用及精神运动性功能障碍,如注意力不集中、疲倦等。也可引起胃肠道不适、食欲亢进、肥胖,出现口干、视物模糊和尿潴留等,严重者出现心脏不适症状。

第二代抗组胺药物 H_1 受体选择性高,拮抗作用强,推荐剂量几乎无中枢镇静作用,而口干等抗胆碱症状发生率相同。阿司咪唑和酮替芬可刺激食欲,引起体重增加。氮卓斯汀可能会出现苦味或金属味。当阿司咪唑或特非那定应用过量或用于肝功能受损、高钾血症、高镁血症患者时可能会出现心律失常。抗组胺药物并不会增强酒精及安定的作用,故可合并使用。

哮喘吸入药物的优点?

吸入疗法是指将药物以气雾或干粉等方式吸入呼吸道治疗疾病方法。吸入疗法在多种给药途径中已经显示出了较大的优越性。

(1)吸入的药物直接作用于气道,无须经过血液循环,即可迅速到达病变部位,使药物不必受口服时生物利用度和肝脏首过效应的影响,某些平喘药物(如短效 β_2 受体激动剂气雾剂)吸入后 $3 \sim 5$ min 即可发挥平喘作用,起效快,可以快速扩张支气管及对抗气道炎症。

(2)吸入器体积小、轻巧、携带方便,不需要其他特殊设备。

(3)使用的药物种类多。

(4)吸入药物所需药物剂量小,吸入药量仅为口服药量的 $1/20 \sim 1/10$,故药物引起的全身性不良反应明显少于口服给药,例如,吸入性糖皮质激素在推荐剂量内很少出现口服激素引起的全身性不良反应(如满月脸、水牛背、糖尿病和骨质疏松等)。不经过胃肠道,不受胃酸和消化酶的作用,无消化道不良反应；不经过肝脏代谢，对肝脏无损害，进入血液中的药物少，对肾脏的毒性小。

（5）一些脂溶性药物被吸入后，不被气道黏膜吸收进入血液循环，只作用于局部。既可以提高局部药物浓度，又可以减轻因口服、肌内注射或静脉注射用药产生全身的不良反应，尤其是吸入糖皮质激素在治疗哮喘应用上显示了巨大的优越性，使得糖皮质激素可能成为治疗哮喘的一线药物。

（6）激素类气雾剂吸入治疗对儿童哮喘的疗效较成人为佳，对过敏性哮喘的疗效优于感染性哮喘，如长期使用可减少发作和长期缓解。

（7）药物在局部可起到稀释分泌物、抗感染、解痉的作用，可延缓炎症的发展。

吸入装置有哪些？

常用的吸入装置有定量吸入器、干粉吸入器、超声雾化器、喷射式雾化器。

（1）定量吸入器（Metered-Dose Inhaler，MDI）：在过去的30年里，MDI已普遍应用，成为最受欢迎的吸入器，常用的有沙丁胺醇（万托林）、二丙酸倍氯米松（必可酮）、丙酸氟替卡松（辅舒酮）等，它便于携带，操作简单，随时可用，不必定期消毒，不存在继发感染问题，经济实用。贮药罐内药物溶解或悬浮在液态助推剂中，常用的助推剂是低沸点的氟利昂。由于其初始速度快，因惯性上气道沉积多，而沉积在下气道的药物仅约10%。MDI的主要缺点是患者不能正确和协调地完成吸气和喷药动作，尤其是老年人与儿童。另外，肺活量严重减少的患者，吸入到下呼吸道的药量大为减少，从而影响疗效。

（2）干粉吸入器（Dry Powder Inhalers，DPI）：患者的吸气是干粉吸入器的驱动力，故不需要使用MDI时吸气和喷药动作的协调，干粉吸入器不需要助推器，克服了氟利昂效应和环境问题。但需要较高的吸气流量，因此，病情严重者或小儿因最大吸气压力低，影响吸入效果。

（3）超声雾化器：通过超声发生器薄板的高频声波震动将液体转化为雾，雾粒大小与超声频率成反比，即震动频率越高，雾粒越小；超声波震动的强度决定了产生雾粒的数量，震动性强，产生的雾粒越多。总之，超声雾化器产生的气雾量比喷射雾化器要大，气雾微粒在肺内的沉降率为 10% 以上。其缺点是增加了感染的危险，易过度湿化和增加气道阻力。

（4）喷射式雾化器：是利用高速气流（压缩空气或高压氧）所形成的射流，将药液切割、分散成雾状气溶胶。喷射式雾化器最大的优点是设计了手控阀门，使吸气与给药同步，即吸气时打开阀门，马上开始给药，呼气时关闭阀门，给药即停止。这样的设计既减少了药物的浪费，又防止了药物气溶胶污染环境。用喷射式雾化器进行治疗时，每次雾化药液一般为 4～6 ml，吸入时间酌情控制在 5～15 min，一般不宜超过 20 min，以免导致气道的过度湿化，引起咳嗽和支气管痉挛。通过喷射式雾化器可以给生理盐水、高渗盐水、β_2 受体激动剂（沙丁胺醇）、溴化异丙托品、氨溴索，也可酌情给 α- 糜蛋白酶或抗生素（通常用氨基糖苷类抗生素），但糜蛋白酶用量不宜过大，抗生素的雾化给药也容易造成耐药。

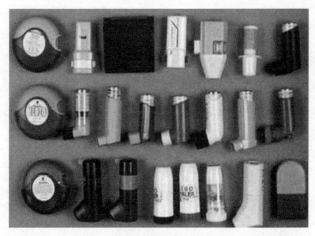

吸入装置

气雾吸入和干粉吸入剂有何不同?

气雾吸入和干粉吸入是抗哮喘药物的主要吸入方式。气雾吸入使用MDI,这种方式由 Riker 药厂 1956 年发明,MDI 的使用极大地提高了哮喘的治疗效果,现在依然是哮喘药物的主要给药方式,现在使用的万托林属于这种类型。这种药物携带方便,但也有明显缺点,因为其需要手压制动,同时配合呼吸吸入,对老年人和儿童来说不易掌握,药物很难完全进入气道,影响疗效。干粉吸入使用干粉吸入器,这种装置于 1971 年由 Bell 发明并用于哮喘的治疗,有旋转式、碟式和涡流式 3 种吸入器,这种吸入方式每次药量精确,不需要配合呼吸,只要用力吸入即可,但正确的吸入仍对疗效有重要的影响,必须多次在医生的指导下,坚持正确的吸入方法。研究并没有表明哪一种吸入方式的效率更高。

吸入类糖皮质激素作用有哪些?

吸入类糖皮质激素有二丙酸倍氯米松、丁地去炎松、丙酸氟替卡松和环索奈德。

(1)二丙酸倍氯米松(商品名有必可酮、安得新、信可松和博立松),是目前使用和研究最为广泛的糖皮质激素制剂。必可酮气雾剂的手控定量揿压气雾剂,对肺和支气管具有高度专一性,作为哮喘缓解期的首选药,广泛用于轻、中度患者。哮喘持续状态呼吸道有炎症阻塞时,疗效差,不宜用。

(2)丁地去炎松(又名布地缩松、布地奈德,商品名普米克),是一种气道局部抗炎活性更强的吸入型糖皮质激素,它更适合于哮喘儿童使用,对儿童生长和身高的影响也明显小于二丙酸倍氯米松,是防治婴幼儿哮喘、儿童哮喘和青少年哮喘的主要药物。在成人广泛用于中重度患者缓解期。

(3)丙酸氟替卡松,具有较高脂溶性,是目前已知气道局部抗炎强度最大的吸入性糖皮质激素。由于丙酸氟替卡松以局部作用为主，全身作用相对较小，大剂量吸入时对下丘脑-垂体-肾上腺轴的抑制作用很小，被认为是目前疗效最好、全身不良反应最小的吸入性糖皮质激素。广泛用于中、重度患者缓解期。

长期吸入糖皮质激素安全吗？

任何药物都可能有不同程度的不良反应，糖皮质激素也不例外。但药物的作用大小随用药剂量、给药途径和用药时间等的不同有很大的差异。吸入型糖皮质激素主要作用于气道局部，用药剂量远远低于全身用药的剂量，药物的全身作用极其轻微，因而在常规的推荐剂量治疗时，对人体是安全的，也不会影响小儿的生长发育。研究显示，吸入糖皮质激素的儿童和其他同龄人相比，成人后的身高、体重并无显著差异。

作为一种需要长期使用的药物，正确科学地使用方法才是避免和预防药物不良反应的重点所在，这些不良反应的产生一般是因为吸入剂量过大和吸入方法不当所造成的。吸入糖皮质激素的局部不良反应主要是真菌性口腔炎、咽部刺激感、声音嘶哑和反常的支气管痉挛，这些问题能通过漱口预防。气雾剂可加用储雾器也能减轻局部不良反应，或者尝试其他的吸入装置而得以避免。

长期吸入糖皮质激素会抑制儿童生长吗？

生长受抑制是绝大多数家长对孩子接受吸入糖皮质激素治疗所担忧的主要问题之一。正常儿童在不同年龄阶段影响生长的主要因素各不相同。例如，婴儿期营养是影响生长的主要指标，儿童期充足的睡眠和适量的运动能够刺激生长激素的分泌，到了青春期性激素是主要的影响因素。另外，正常儿童的生长速率在一年中也不同。一般讲，春夏季生长迅速，冬季生长较缓慢。一些患有慢性疾病的儿童，如过敏性疾病、慢性哮喘的儿童，在青春前期有生长速度减慢的情况，X 线片显示骨龄延迟，看似生长迟缓。当哮喘控制后，一般后期都可以赶上。但如哮喘症状长期得不到良好控制，症状反复发作，会显著延迟孩子的生长。

吸入激素治疗的儿童最终均可达到正常成人身高。多项研究，包括总数超过 3500 名儿童的研究数据证实，吸入激素平均治疗期限为 1～13 年，发现吸入激素对生长发育无持续的不良影响。一项包含 21 项的研究，病例总数为 810 例的荟萃分析对吸入或口服激素治疗的哮喘患儿的实际身高和预期身高作了比较。吸入激素治疗的儿童实际身高正常，而口服激素治疗的患儿存在着显著的发育迟缓。无统计学证据证明，吸入高剂量或长期吸入激素与发育迟缓相关。但吸入激素治疗确实可以影响患儿的发育速度。

全身使用糖皮质激素对生长的影响是肯定的，小剂量口服泼尼松每日半片可能产生生长抑制的作用。吸入糖皮质激素就是为了避免全身使用糖皮质激素可能产生的不良影响，以最小的药物剂量，达到最佳的治疗效果。根据现有的资料，哮喘儿童糖皮质激素吸入越早，症状控制得越好，对身高的影响越小。长年观察结果表明，在吸入糖皮质激素的初期，孩子的生长速率可能受到暂时性的抑制，但随着持续用药，哮喘症状逐步得到控制，哮喘儿童的生长速率会明显加速。到目前为止还没有资料表明，吸入推荐剂量的糖皮质激素会增加骨质疏松或骨折的发生。

吸入糖皮质激素声嘶怎么办？

临床上因吸入糖皮质激素出现声音嘶哑的情况比较少见。糖皮质激素吸入后，可直接作用于控制声带张力的随意肌，有可能造成局部肌肉的活动受到影响，出现声音嘶哑。一旦出现声嘶，首先需与因呼吸道感染引起的声嘶相鉴别。为慎重起见，糖皮质激素应减量或暂停，观察声嘶的情况变化，酌情选用抗感染药物，待声嘶消失后，再逐步恢复原剂量。若声嘶再次出现，可考虑与糖皮质激素吸入有关。针对这种情况，可采取下列措施：①吸入药物时尽可能地延长屏气时间，吸药后及时用清水漱口咽部，减少口咽部药物的沉积；②减少吸入糖皮质激素的次数和剂量；③使用压力定量气雾剂时加用储雾器；④请五官科医生作检查，协助诊断。

吸入糖皮质激素如何减量与停药?

糖皮质激素吸入疗法主要是对气道进行局部抗炎治疗。哮喘是慢性炎症性疾病，有必要进行长期的糖皮质激素吸入疗法，但有关糖皮质激素吸入治疗的疗程目前尚没有一个统一的标准。为减少长期使用吸入糖皮质激素可能产生的不良作用，有必要在治疗过程中进行剂量调整。一般认为如控制治疗3个月左右临床症状得到良好控制，可考虑药物减量。也有的认为疗程至少应持续数年甚至数十年。具体操作时应因人而异，根据各个患者病情不同（包括病情的严重程度和病程）来确定疗程，即所谓的个体化方案。一般可按以下方法减量：对病程2年内的轻、中度慢性哮喘患者可在吸入糖皮质激素2～3个月后开始考虑减量，逐渐递减，直至最低的维持剂量，整个疗程持续1～3年；对于中重度哮喘患者，可在吸入糖皮质激素2～3个月后，据症状和肺功能改善情况渐减为一个适当维持量，整个疗程需达3年以上甚至更久。对于重度持续哮喘或糖皮质激素依赖性哮喘，应根据病情及糖皮质激素依赖程度，选择可控制病情的合适剂量，宜长期吸入以减少复发。在减量过程中要注意：①减用糖皮质激素会使过敏性皮炎、鼻炎复发，此时宜用抗组胺药。②糖皮质激素吸入者遇手术、外伤等应激情况可暂停吸入，予以短期的全身激素替代治疗。

如何正确使用定量吸入器?

MDI 正确使用方法:①取下喷口盖,充分摇动气雾剂;②轻轻地深呼气,同时将喷嘴放在口内并用双唇含住,调整角度对准咽喉;③开始吸气时同时按压药罐,继续深吸气使喷出的药物达肺的深部;④屏气 10 秒左右,或在没有不适的情况尽量屏息久些,然后再缓慢呼气;⑤平静呼吸 1 min 后再进行下一次吸入。

常见的使用错误:①没有充分摇匀药物;②颠倒喷嘴(向上);③含喷嘴过紧;④喷药时未吸气或鼻吸气;⑤吸药太快(药物沉积于口腔,引起咽部不适);⑥吸入后无屏气(让药物在口腔停留);⑦多次连续吸入(用药过量)。

沙丁胺醇吸入气雾剂使用方法

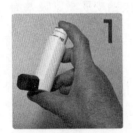
1.开盖摇匀

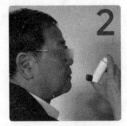
2.尽量呼气

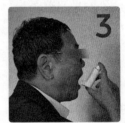
3.将喷嘴放入口内

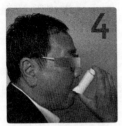
4.用力按下并深吸气

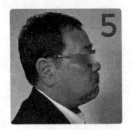
5.屏息10秒

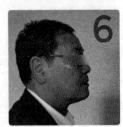
6.慢慢呼气

如何正确使用准纳器?

准纳器(准纳器,品牌名称——编者注。)正确使用方法:①打开。用一手握住外壳,另一只手的大拇指放在手柄上,向外推动直至完全打开。②推开。握住准纳器使吸嘴对着自己,向外滑动滑杆发出咔嗒声,一个标准剂量的药物已备好以供吸入。在剂量指示窗口有相应显示,不要随便拨动滑杆以免造成药物的浪费。③吸入。尽量呼气,但切不要将气呼入准纳器中。将吸嘴放入口中,由准纳器深深平稳的吸入药物,切勿从鼻吸入。将准纳器从口中拿出,继续屏气约10秒,在没有不适的情况下尽量屏住呼吸,缓慢恢复呼气。④关闭准纳器。将拇指放在手柄上,往后拉手柄,发出咔嗒声表示准纳器已关闭,滑杆自动复位,准纳器又可用于下次吸药。

准纳器的使用方法

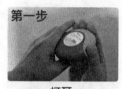

第一步

打开

▲用一手握住外壳,另一手的大拇指放在手柄上,向外推动拇指直至完全打开。

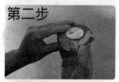

第二步

推开

▲向外推动滑动杆发出咔嗒声。一个标准剂量的药物已准备好可以供吸入。在剂量指示窗口有相应显示。
▲不要随意拨动滑动杆以免造成药物的浪费。

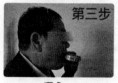

第三步

吸入

▲先握住准纳器®并使之远离嘴。在保证平稳呼吸的前提下,尽量呼气。切记不要将气呼入准纳器®中。
▲将吸嘴放入口中。由准纳器®深深地平稳地吸入药物。
▲将准纳器®从口中拿出,继续屏气10秒。

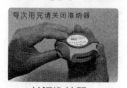

每次用完请关闭准纳器

关闭准纳器

▲将拇指放在拇指柄上,向内推动拇指柄,直至听到咔嗒声,表示准纳器®已关闭,滑动杆自动复位。准纳器®又可于下一吸药物的使用。
▲吸完药后请漱口。

如何正确使用都保吸入器？

都保（都保，品牌名称——编者注。）吸入器又称分涡流式吸入器，是干粉吸入器中多剂量型干粉吸入器中的一种类型，如常用的普米克都保吸入器，博利康尼都保吸入器。

（1）打开吸入器外盖，握住吸入器，使吸嘴垂直向上，朝一个方向快速旋转瓶底（左转或右转均可），再复原旋转至原来的位置，当听到"咔嗒"的声音，提示已取得了一个正确的药粉剂量。

（2）挺胸，颈后仰，将吸嘴置于上下牙齿之间，双唇紧紧包裹吸嘴。

（3）呼气后用力深吸气，即可将药粉吸入气道内。

（4）屏气 5～10 秒。

（5）用温水漱口。

都保三步吸入法

1.装药

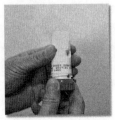

●旋松并拔出瓶盖，确保红色旋柄在下方；
●拿直都保®；
●握住底部红色部分和都保®中间部分，向某一方向旋转到底，再向反方向旋转到底，即完成一次装药；
●在此过程中，您会听到一次"咔嗒"声。

2.吸入

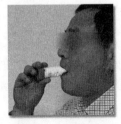

●先呼气（不可对着吸嘴呼气）；
将吸嘴置于齿间，用双唇包住吸嘴用力且深长的吸气；
●然后将吸嘴从嘴部移开，继续屏气5秒钟后恢复正常呼吸。

3.漱口

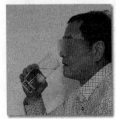

●吸入药物后必须漱口。
温馨提示
●每次用完后应旋紧盖子。
●请勿拆装都保®装置的任何部分。
●请定期（每周一次）用干纸巾擦拭吸嘴。
●严禁用水或其他液体擦拭。

温馨提示：吸入前或吸入后均不要对准吸嘴呼气；用完后及时盖上保护盖，以免都保内的精密计量结构受潮，影响计量的准确性；经常检查计量指示窗，当出现红色标记时提示吸入器内还剩 20 次的吸入剂量，当红色标记降至指示窗下方时，说明药粉已用完；清洁吸入器时不要用水清洗，用干布擦拭吸嘴表面即可，吸入器内部不必清洁。

超声雾化优势有哪些？

在高频电压作用下，产生同频率轴向振动，是电磁能转换成机械能后产生超声波，超声波在液体表面产生空化作用，破坏液体表面的张力而产生雾滴，雾粒大小与超声频率成反比，即震动频率越高，雾粒越小；超声波震动的强度决定了产生雾粒的数量，震动越强，产生的雾粒越多。当频率在 1.5 兆赫左右时，90% 以上的雾滴微粒直径可在 5 微米以下，能被直接吸入到终末细支气管与肺泡，使药物发挥直接的治疗作用。

常用雾化用药：异丙托溴铵雾化液（爱全乐）、布地奈德雾化溶液（普米克令舒）、沙丁胺醇雾化溶液（万托林雾化溶液）。

如何正确使用超声雾化器？

超声雾化器的正确使用方法：①将冷蒸馏水 250 ml 加入雾化器水槽内，治疗中要注意槽内水位，水浅时及时添加。②将所需药液倒入雾化罐（常用药物为普米克令舒、万托林、布地奈德、沐舒坦等），一般为 10 ~ 20 ml（如为射流雾化药液则 2 ~ 3 ml），将雾化罐放入水槽内嵌紧。③连接螺纹管和面罩（或口含嘴），将口罩紧密安置在患者口鼻上。④接通电源，预热 3 min后打开雾化开关，见指示灯亮并有气雾溢出，按需要调节雾量。⑤雾化吸入时间依所需剂量而定，一般快速雾化（雾量 3 ml/min）需 4 ~ 5 min，缓慢雾化（雾量 1 ml/min）需 7 ~ 8 min。1 次治疗吸入药液一般为 10 ml。

⑥雾化吸入后，取下面罩，用小治疗巾擦干面部。⑦给另一患者治疗时，应更换消毒面罩和螺纹管，依上法进行治疗。⑧用毕，先关雾化开关，经3～5 min后，关电源开关，然后拔除电源。取下螺纹管和面罩，浸泡于消毒液内，30 min后晾干备用。倒去雾化罐内剩余药液，用温开水洗净。倒去槽内余水，用纱布揩干（注意勿碰撞槽底中央的圆形小陶瓷片）。

被动式干粉吸入器有哪几种？

（1）单剂量干粉吸入器应用较少，国内现有丙酸倍氯米松、沙丁胺醇和色甘酸钠DPI等剂型，主要用于儿童过敏性哮喘的预防，因每次只给单剂量，可避免儿童滥用和浪费药物。

（2）多剂量吸入器

碟式吸入器。由含4个或8个药物囊泡的转盘和底座组成，吸嘴结构简单，属低阻力型干粉吸入器。使用时先刺破铝箔，吸入肺内的药量为10%左右，增加吸气流速并不能提高吸入量。使用中需替换药物转盘，不便，现已少用。

准纳器。密封性较好，药物不易受潮，且使用时装置的位置并不影响药物的吸入，该装置适用年龄范围广，可以用于4岁以上的儿童。由于吸气阻力低，绝大多数的药物在吸气初即被吸出，增加吸气流速并不能增加肺部药量，使用准纳器时肺部药物沉积量可达12%～17%。目前有丙酸氟替卡松和沙美特罗的复合制剂——舒利迭，两药合一使用方便，提高了患者的用药依从性，且吸入肺部沉降率高于MDI，操作简单，携带方便，并可反复使用。

都保吸入器。属中阻力型，吸入药量与吸入流速直接相关，使用时应尽可能采用快速的峰流速吸气方式吸药。适用于5岁以上的儿童。由于贮药池位于装置的上端，使用时必须垂直旋转。目前国内有3种剂型，一种是单纯的干粉制剂——布地奈德（普米可都保）和富马酸福莫特罗都保（奥克斯都保）；一种是信必可都保，含长效 β_2 受体激动剂（福莫特罗）和吸入型糖皮质激素（布地奈德）。信必可都保，集速效 β_2 受体激动剂、长效 β_2 受体激动剂和吸入型糖皮质激素于一个装置，可以更加快速地控制症状。

什么是哮喘的脱敏治疗（特异性免疫治疗）？

很多患者都听说过"脱敏治疗"这个名词，但是脱敏治疗到底是怎么一回事呢？为什么哮喘可以用这种方法治疗呢？其实，这还要从支气管哮喘的不同类型说起。支气管哮喘在临床类别上可以分为过敏性哮喘和非过敏性哮喘。前者占支气管哮喘的绝大部分。在成人哮喘患者中，过敏性哮喘占一半以上，儿童哮喘中过敏性哮喘占 80% 以上。过敏性哮喘的特征是：患者常常有过敏性疾病的家族史，从幼年就发病（有时不一定是幼年发生哮喘，而是幼年就有过敏性鼻炎，成年后再出现哮喘），常常合并多个器官的过敏症状和疾病（如过敏性鼻炎，过敏性结膜炎，皮肤过敏等）。哮喘的发作与接触过敏物质有关，如尘螨、花粉、真菌、动物皮屑易诱发等。这样的患者往往被怀疑为过敏性哮喘。当然，确诊还需要一些实验室的检查，比如过敏原点刺试验和（或）血清的特异性过敏原 IgE 检测等。在这些患者的治疗中，除了前面所讲的常规的个体化阶梯治疗方法外，还可以同时考虑进行特异性免疫治疗，也就是俗称的脱敏治疗。

支气管哮喘的脱敏治疗（也称为特异性免疫治疗）是一种通过逐渐增加特异性抗原量的方法达到机体对所致敏的特异性过敏原产生耐受，从而再次接触自然界相应抗原后不再或程度显著降低地产生相应的过敏反应。而且治疗并不仅仅可以减轻目前因过敏产生的症状，也可以长期预防疾病的发生和发展，是目前唯一一种可以改变过敏性疾病进程的治疗方法。早在 100 多年前，医学界已经对这项治疗进行了开展和探索，但由于缺乏纯度高、安全性好的抗原提纯和精炼技术使其治疗的有效性和安全性受到了质疑。近年来，随着科研技术的提高，国际标准化特异性免疫治疗疫苗的诞生，特异性免疫治疗的推广大大增强了。已经可以将导致过敏的抗原提纯至分子水平，稳定抗原浓度等科技领域的进步，大大降低了因为无关抗原的摄入或浓度不稳定导致不良反应的发生。1998 年，WHO（世界卫生组织）的指导性文件正式将标准化抗原的脱敏治疗定义为唯一可以影响过敏性疾病基础机制，从而改变其自然进程的治疗方法，并着重强调了使用标准化抗原疫苗的重要性。推荐使用抗原纯度高、浓度稳定、达到国际标准化的过敏原疫苗。目前，脱敏治疗或特异性免疫治疗已经被广泛地应用于昆虫刺螫引起的过敏反应、过敏性鼻炎和结膜炎以及过敏性支气管哮喘中。脱敏治疗的免疫机制主要是诱导抗原特异性的 IgG，阻断 IgE 的作用，但也有其他一些免疫学机制参与，目前也是研究的热点之一。

难治性哮喘治疗的新进展有哪些？

目前绝大部分哮喘患者在接受规范治疗后症状可以得到有效的控制，但仍有 5%～ 10% 的患者即使在接受正规治疗情况下仍不能得到有效地控制，即难治性哮喘。近年来哮喘研究更加侧重于疾病临床表型的划分以及炎症通路分子机制。针对此类患者的诊疗方案也有了新的进展。由传统药物治疗扩充到针对表型的特异性靶向治疗、支气管热成形术等治疗，一定程度上改善了此类患者的预后、生活质量，降低了重复住院、急诊就诊等经济负担。本篇主要针对难治性支气管哮喘的治疗新进展进行提炼总结。

1. 传统的药物治疗。目前公认的指南指出难治性哮喘的治疗仍由高剂量的吸入 ICS 或者全身给予糖皮质激素并联合长效支气管扩张剂即长效 β_2 受体激动剂（Long Acting Beta2 Receptor Agonist，LABA）和（或）另一种控制性药物所组成。现已有每日一次的 β_2 受体激动剂（超 -LABA）如茚达特罗、卡莫特罗、奥达特罗、维兰特罗。目前研究证实长效抗胆碱能药物（如噻托溴铵）在治疗中重度未控制的哮喘有效，可改善症状和肺功能，延长与末次急性发作的间隔时间。噻托溴铵与高剂量的吸入性糖皮质激素（ICS）联合使用可显著提高重症哮喘的最大呼气第一秒呼气容积（FEV_1），因可减少严重急性发作和急救药物的用量，可作为 β_2 受体激动剂的替代药物。短效支气管扩张剂即短效 β_2 受体激动剂（Short Acting Beta2 Receptor Agonist，SABA）因其过量使用会加重哮喘以及突然停药可产生不良反应，应按需使用。短效抗胆碱能药物（Short Acting Anticholinergic Drug，SAMA）可减少 SABA 的过量使用，但目前指南不推荐长期使用。

2. 针对表型的特异性靶向治疗（单克隆抗体）。目前已有多种针对 2 型气道炎症（以气道存在高水平的 2 型细胞因子 IL-4、IL-5 和 IL-13 为主要特征）的单抗进入临床试验，部分药物已获食品药品监督管理局批准上市。抗 IGE 单抗（Omalizumab，奥马珠单抗）附加治疗可显著改善中重度持续性过敏性哮喘患者的肺功能、生活质量及哮喘控制程度。抗 IL-5 单抗（Mepolizumab，美泊利珠单抗；Reslizumab，瑞利珠单抗；Benralizumab，贝拉珠单抗）、抗 IL-4/IL-13 单抗（Lebrikizumab，利勃珠单抗）也可使 2 型炎症表型哮喘患者显著获益。最近一项研究显示，与安慰剂相比，抗 TSLP 单抗（Tezepelumab，特西普鲁单抗）可显著降低未控制哮喘的急性发作频率。

3. 支气管热成形术（Bronchial Thermoplasty，BT）。在非药物治疗难治性哮喘方面取得了令人瞩目的成就，使重度哮喘患者的住院率下降 89.4%。其通过特殊导管电极在气道壁释放可转换为热能的射频能量，作用于支气管平滑肌细胞，以减少支气管平滑肌细胞，减轻气道痉挛和气道炎症，从而治疗哮喘。越来越多的研究证实了 BT 的有效性及安全性。

4. 抑制剂类药物。ICS/LABA ＋白三烯受体拮抗剂可显著降低重度哮喘患者发展为欧洲呼吸协会 / 美国胸科协会所定义的重度难治性哮喘的风险。前列腺 D_2 受体 2 拮抗剂（Fevipiprant）可减轻中重度持续性哮喘的气道嗜酸性粒细胞（Eosinophil，EOS）炎症。

5. 其他潜在的靶向治疗。伊马替尼（Imatinib KIT 抑制剂）与安慰剂相比能有效降低气道高反应性、肥大细胞的活化以及类胰蛋白酶的释放。B细胞淋巴瘤（白血病）-2基因（B-cell lymphoma-2，Bcl-2）抑制剂可通过诱导中性粒细胞、Th17细胞等炎症免疫细胞的凋亡而显著减轻中性粒细胞哮喘模型的气道炎症，为重症哮喘的治疗提供了新的方向。蛋白质精氨酸甲基转移酶1（Protein Arginine Methyl Transferase-1，PRMT1）抑制剂可减轻气道内1型胶原蛋白和纤连蛋白沉淀、细胞增殖和气道平滑肌细胞迁移从而减轻气道重塑。β链蛋白抑制剂可明显减轻混合粒细胞哮喘模型的气道炎症、气道重塑及气道高反应性。

6. 持续性正压通气治疗。睡眠呼吸暂停在重症哮喘患者中更常见，与哮喘控制不佳有关。通过持续性正压通气治疗尽管并不改善肺功能或者气道高反应性，但却可控制哮喘，提高生活质量。

7. 高海拔疗法。绝大多数重症患者可以通过高海拔居住获益。目前已知高海拔气候所能带来的益处有：减少过敏原、真菌孢子和空气污染的暴露；通过减少呼吸做功而减少气体的密度分布；压力的释放以及高暴露于紫外线中而产生的免疫调节作用。

难治性哮喘是一种复杂的高度异质性疾病，明确是否为真正难治性哮喘且精准的判断其哮喘表型是关键，相信在不久的将来会出现更多维的检测手段用于更精准地判断哮喘表型，并研制出更加有效的靶点药物用于治疗难治性哮喘。

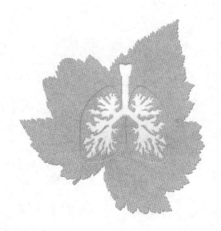

儿童篇

儿童支气管哮喘的发病情况如何?

支气管哮喘是当今世界威胁公共健康最常见的慢性肺部疾病,哮喘的发生可影响人类各年龄层,可在婴幼儿起病,并以儿童多发。2000 年我国儿科哮喘协作组对 43 个城市 0～14 岁儿童进行哮喘患病情况调查,全国各地患病率为 0.5%～3.3%,最高达 5%,如加权计算全国至少有 2000 万以上的患者。而全球已有 3 亿哮喘患者,不少国家的数据提示哮喘患病率及死亡率仍有上升趋势。由于哮喘的病因复杂,个体差异很大,其症状又以咳嗽、咳痰、喘息、呼吸困难为主,不少患儿易被诊断为复发性支气管炎、喘息性支气管炎、肺炎等。有些很典型的婴幼儿哮喘患者,可在 1 年内住院十余次,有的按细菌感染处理,因喘息控制不满意,抗生素不断升级;有的则合并应用激素及支气管舒张剂,气道阻塞现象改善,喘息症状暂时缓解,但很少考虑症状缓解后的预防治疗,故喘息反复发作迁延至成年,严重影响患儿身心健康,哮喘的防治工作已引起世界各国的极大关注。

儿童支气管哮喘的自然发展过程及转归情况如何?

哮喘可以在任何年龄发生。30% 的患儿在 1 岁时有症状,80%～90% 的患儿首次症状在 4～5 岁前出现。大部分患儿只有偶然轻中度发作,相对比较容易管理,少数为严重难治性哮喘,常年发作多于季节性发作。喘息开始年龄的早晚与预后关系并不十分清楚。多数严重受影响患儿的喘息开始于出生后第一年,有过敏性疾病史(特别是特应性皮炎、变应性鼻炎)、亲属有哮喘病史的患儿可能有生长发育迟缓(与吸入激素无关,因其最终身高可达正常)、胸部畸形（继发于胸部过度膨胀）及肺功能不正常。年幼哮喘患儿的预后一般较好。长期研究发现哮喘患儿在 10 ~ 20 岁症状消失，但在成人还有可能发作。有严重哮喘，并有激素依赖而且经常住院的患儿中约 95% 转为成人期哮喘。

哪些因素可诱发儿童哮喘发作？

感冒及气候变化是儿童哮喘的主要诱发因素，感冒诱发哮喘占 95.2%，气候变化占 65.8%，其中病毒性呼吸道感染，尤其是呼吸道合胞病毒引起毛细支气管炎与哮喘发生关系密切。另外，儿童哮喘发生有较明显的遗传倾向，起病越早，遗传倾向越明显，一二级亲属有哮喘病史者发病率分别为 25% 和 31.4%，尤其近亲结婚发病率更高。

对于反复喘息怀疑患哮喘的儿童应做哪些检查？

过敏原致敏在哮喘发病中具有重要意义，特别是吸入过敏原致敏是儿童发展为持续性哮喘的主要危险因素，儿童早期食物致敏可增加吸入过敏原致敏的危险性，并可预测持续性哮喘的发生。因此，对于所有反复喘息怀疑哮喘的儿童，尤其是无法配合进行肺功能检测的学龄前儿童，均推荐进行过敏原皮肤点刺试验或血清过敏原特异性 IgE 测定，以了解患者的过敏状态，协助哮喘诊断。

喘息儿童出现哪些临床表现时高度提示哮喘？

由于大部分儿童哮喘起病于 3 岁前，具有肺功能损害的持续性哮喘往往开始于学龄前期。因此,喘息的学龄前儿童早期做出哮喘诊断,对于早期治疗至关重要。指南指出,喘息儿童的临床症状如具有以下特点时,高度提示哮喘。

(1)多于每月1次的频繁发作性喘息。

(2)活动诱发的咳嗽或喘息。

(3)非病毒感染导致的间歇性夜间咳嗽。

(4)喘息症状持续至3岁以后。

婴幼儿哮喘如何诊断?

婴幼儿哮喘的诊断并不难,家长可按如下方法判断自己的孩子是否患有哮喘。目前婴幼儿哮喘的诊断常采用计分法。凡年龄小于3岁、喘息反复发作者,可按计分法进行诊断,计分法为:

(1)喘息发作≥3次,3分。

(2)肺部出现哮鸣音,2分。

(3)喘息症状突然发作,1分。

(4)有其他特异性病史,1分。

(5)一二级亲属中有哮喘病史,1分。

评分标准为:总分≥5分可诊断为婴幼儿哮喘;哮喘只发作2次,或总分≤4分者可初步诊断为婴幼儿哮喘,如肺部有哮鸣音可在医生指导下做进一步检查。

儿童哮喘如何诊断?

儿童哮喘与婴幼儿哮喘略有不同,可依据下列几点做出诊断:

（1）年龄在 3 岁以上，喘息呈反复发作（或可追溯到喘息与某种过敏原或刺激因素有关）。

（2）发作时可闻及哮鸣音。

（3）应用支气管舒张药物治疗症状缓解。

（4）可排除其他引起喘息、胸闷和咳嗽的疾病。

对于疑似病例可到医院在医生指导下做支气管舒张试验，有助于诊断。

糖皮质激素与长效β₂受体激动剂联合应用有哪些优点？

哮喘的儿童治疗用药与成人基本相同，只是治疗方案的制定、用药剂量与成人不同，需要专科医生给予指导，制定合理的个体化治疗方案。

糖皮质激素（ICS）与长效 β₂ 受体激动剂（LABA）联合应用（如舒利迭、信必可）具有协同抗炎和平喘的作用，其作用相当于（或优于）加倍激素剂量时的疗效，并可增加患儿的依从性，减少大剂量激素的不良反应，尤其适用于中、重度哮喘患儿的长期治疗。鉴于临床有效性和安全性方面的考虑，不应单独使用长效 β₂ 受体激动剂。

儿童哮喘可以根治吗？

儿童哮喘的发病率逐年上升，成为影响儿童健康生长发育的常见疾病。随着对其关注的增加，对于儿童哮喘的整体治疗效果已有了显著的改善。相对于成人哮喘来说，儿童哮喘的预后要好于前者，儿童年龄小，免疫系统在发育中不断完善，大部分患儿在成年前可以治愈。虽然有一部分儿童哮喘患儿随着年龄增长，病情可以逐渐缓解甚至自愈，但是积极的防治依然很重要。

小儿哮喘在加重发作时应该怎么护理和处理?

当没有注意到发作先兆,患儿在家中哮喘突然发作,家长必须做好护理,给予适当的处理。

(1)必须镇静。家长的恐慌不安会给孩子带来精神压力,加重病情。家长冷静会使孩子产生安全感。

(2)及时采用吸入或口服药物缓解症状。首选药物是速效 $β_2$ 受体激动剂,如万托林、喘乐宁、喘康速等,5～10 min 即可见效。对于较为严重的发作 20～30 min 可以重复吸入,对于较小的儿童可配合储雾罐吸入。如果加重没有急救吸入剂,可以口服氨茶碱、美普清等平喘药物,多在口服 20～30 min 才见效。值得注意的是,急性发作期不能用吸入激素来缓解症状,因为激素起抗炎作用,没有平喘的作用。

(3)用药时让患儿半卧位或者坐位,同时注意室内通风,避免灰尘、烟雾和异味的刺激。

(4)如果发作病情较轻,吸入平喘药物后,绝大多数患儿症状可以很快缓解,此时患儿往往容易疲乏,应让其安静休息。

(5)如果用药后观察 15～30 min 仍未能缓解,或短时间有效但很快又发作的患儿应及时去医院治疗。

(6)对于发作症状比较凶猛的患儿,在应用平喘药的同时及时送孩子去医院。

(7)在急性发作后,家长应该仔细回顾一下此次发病的原因并做书面记录,以便从中找出诱因,有利于以后的预防。

哮喘儿童自我管理时应注意什么?

(1)掌握峰流速仪的使用方法。每个患儿及家属都应该准确掌握峰流速仪的使用方法。通常每天早晚各测1次，最好是固定时间测定，并做好书面记录。一方面提示患儿的急性加重，另一方面可以提供给医生作为调整方案的重要依据。

（2）严格执行医生的治疗方案。在理解和熟悉了医生制订的关于患儿的个体化长期治疗计划和急性发作的处置方案后，应准确严格地执行医生的治疗方案。由于患儿的病情千变万化，家长应及时请教医生，随时修改治疗方案。

（3）注意寻找发病诱因。每一个患儿和家长在平时生活中应该注意发现导致哮喘急性发作的诱因，并做好记录。平时应该注意避免接触诱因，对于不可避免的诱因，可以考虑采用药物预防和控制。

（4）定期复诊。家长应与孩子的专科医生结成朋友关系，定期复诊，主动向医生提供治疗过程中的各种反应，以及时地修订治疗方案，达到最佳的治疗效果。

如何诊断儿童哮喘？

儿童哮喘诊断标准如下。

1. 反复发作喘息、咳嗽、气促、胸闷，多与接触过敏原、冷空气、物理性刺激、化学系刺激、呼吸道感染以及运动等有关，常在夜间和（或）清晨发作或加剧。

2. 发作时在双肺可闻及散在或弥漫性，以呼气相为主的哮鸣音，呼气相延长。

3. 上述症状和体征经哮喘治疗有效或自行缓解。

4. 排除其他疾病引起的喘息、咳嗽、气促和胸闷。

5. 临床表现不典型者（如无明显喘息或哮鸣音），应至少具备以下1项。

（1）支气管激发试验或运动激发试验阳性。

（2）证实存在可逆性气流受限：①支气管舒张试验阳性。吸入速效 β_2 受体激动剂沙丁胺醇后 15 min FEV_1 增加 ≥ 12%。②哮喘治疗有效。使用支气管舒张剂和口服（或吸入）糖皮质激素治疗 1～2 周后，FEV_1 增加 ≥ 12%。

（3）PEF 每日变异率（连续监测 1～2 周）≥ 20%。

符合 1～4 条或 4、5 条者，可以诊断为哮喘。

儿童哮喘临床表现？

在哮喘流行病学调查中不断提示哮喘诊断不清的直接后果是治疗不当。部分原因是很多患者对间歇发作的哮喘症状能耐受，其症状一过性的现象更加重了患者对此病满不在乎的意识。由于哮喘症状的非特异性，常导致患者就诊时会得到各种各样的诊断。很多患者因诊断为支气管炎、喘息性肺炎采用不恰当和无效的一系列抗生素和止咳药物治疗。最基本的前提是要建立哮喘的正确诊断，才能给予恰当的药物治疗。

哮喘的主要症状是喘息，但喘息不一定是哮喘，一个更恰当的观点应该是："有喘息症状者，在排除其他疾病之后，首先应考虑的是哮喘"。哮喘起病可呈急性或逐渐进展。由病毒性呼吸道感染引起均为慢性发作，咳嗽、喘息逐渐加重，亦有重度发作。开始干咳、喘息、呼吸增快、烦躁不安及呼吸窘迫，伴有呼气延长，应用辅助肌呼吸，发绀、冷汗淋漓，坐位时耸肩屈背，呈端坐样呼吸，胸部过度充气、心动过速、奇脉出现则与病情严重度及发作不同时期相关。急性发作常由于接触一些刺激因素如冷空气、过敏原、有毒烟雾等，气道在 10 min 内很快收缩，是由大气道内平滑肌痉挛引起。年长儿起病较急且多在夜间，与室内积存较多过敏原以及血内肾上腺素在夜间分泌减少有关，发作经数小时到一日。当患儿在极度呼吸困难时，哮喘最主要的体征——喘息可以不存在，这种患者只有在用支气管舒张剂后气道阻塞减轻，有足够空气在气道中移动才可表现出喘息。呼吸短促可十分严重，患儿行走困难甚至不能说话。腹痛很常见，特别是年幼儿，可能由于频繁应用腹部及横膈肌辅助呼吸引起。由于过度呼吸可引起低热。

胸部体征表现为在中度至重度哮喘吸气时出现三凹征，在呼气时因胸膜腔内压增高，肋间隙反见凸出，颈静脉怒张。叩诊两肺呈鼓音，心浊音界缩小，提示已发生肺气肿，并有膈下移，致使有时可能触到肝、脾。此时呼吸音减弱，全肺可闻及哮鸣音及干湿啰音，严重病例两肺几乎听不到呼吸音，尤其处于哮喘持续状态时。并由于严重低氧血症引起肺动脉痉挛，使右心负荷增加，导致右心功能衰竭。由上呼吸道感染引起者，肺部常可闻及干湿性啰音，并伴有发热、白细胞增多等症状。可先有鼻痒、打喷嚏、干咳，然后出现喘憋。对食物高度敏感者，大多不发热，除发生哮喘症状外常有口唇及面部水肿、呕吐、腹痛及荨麻疹等症状。如对食物敏感度较轻，则发生症状较迟。只有轻度哮喘发作，间歇期可以完全没有症状，并在体检时可以没有任何体征，桶状胸是慢性严重持续哮喘气道阻塞的表现，郝氏沟是吸气时横膈及前外侧胸部反复收缩的严重后果。无并发症，即使严重哮喘也很少见到杵状指。在合并感染时痰量较多，炎症分泌物阻塞可导致肺不张，大多见于右肺中叶，有的发展为支气管扩张，偶见合并纵隔气肿和气胸，对合并变应性鼻炎及鼻窦炎应积极治疗。严重慢性发作患儿可表现为代谢障碍、营养不良、驼背，呈类似侏儒的状态。

儿童哮喘严重程度分级如何？

为了便于规范化治疗和管理，根据患儿临床表现和肺功能，将哮喘全过程划分为急性发作期、慢性持续期及临床缓解期。

急性发作期是指突然发生喘息、咳嗽、气促、胸闷等症状，或原有症状急剧加重；慢性持续期是指近 3 个月内不同频度和（或）不同程度的出现过喘息、咳嗽、气促、胸闷等症状；临床缓解期是指经过治疗或未经治疗症状、体征消失，肺功能恢复到急性发作前水平，FEV_1 或 PEF $\geq$ 80% 的预计值，并维持 3 个月以上。

患儿病情严重程度评估，包括新发生的哮喘患儿和既往已经被诊断为哮喘而长时间未规范应用药物治疗的患儿。一般根据治疗开始前 1 个月内喘息发作的日间及夜间症状、频率、程度、肺功能及应用急救药物情况进行症状严重程度评估，分为 4 级，即轻度间歇、轻度持续、中度持续和重度持续。

儿童哮喘防治如何教育管理?

哮喘对患儿、患儿家庭及社会有很大的影响。虽然目前哮喘尚不能根治，但通过有效的哮喘防治教育，建立医患之间的伙伴关系，可以实现哮喘临床控制。哮喘防治教育是达到哮喘良好控制目标最基本的环节。

一、教育内容

1. 哮喘的本质、发病机制。

2. 避免触发、诱发哮喘发作的各种因素的方法。

3. 哮喘加重的先兆、症状规律及相应家庭自我处理方法。

4. 自我监测，掌握 PEF 的测定方法，记哮喘日记。应用儿童哮喘控制问卷判定哮喘控制水平，选择合适的治疗方案。常用的儿童哮喘控制问卷有儿童哮喘控制测试（C-ACT）和哮喘控制问卷（Asthma Control Questionnaire，ACQ）等。

5. 了解各种长期控制及快速缓解药物的作用特点、药物吸入装置使用方法（特别是吸入技术）及不良反应的预防和处理对策。

6. 哮喘发作的征象、应急措施和急诊指征。

7. 心理因素在儿童哮喘发病中的作用。

二、教育方式

1. 门诊教育。是最重要的基础教育和启蒙教育，是医患合作关系起始的个体化教育。通过门诊教育，使患者及其家属初步了解哮喘的基本知识，学会应用吸入药物。

2. 集中教育。通过座谈、交流会、哮喘学校（俱乐部）、夏（冬）令营和联谊会等进行集中式系统的哮喘防治教育。

3. 媒体宣传。通过广播、电视、报刊、科普杂志、书籍等推广哮喘知识。

4. 网络教育。应用电子网络或多媒体技术传播哮喘防治知识。通过中国哮喘联盟网（www.chinaasthma.net）、全球哮喘防治创议（GINA）网（www.ginasthma.org）等或互动多媒体技术传播哮喘防治信息。

5. 定点教育。与学校、社区卫生机构合作，有计划开展社区、患者、公众教育。

6. 医生教育。注意对各级儿科医生的教育。普及普通儿科医生的哮喘知识，更新和提高专科医生的哮喘防治水平，定期举办哮喘学习培训班。

什么是小儿湿疹？

湿疹是一种常见的由多种内外因素引起的与变态反应有密切关系的皮肤炎症。临床上有轻重不等的瘙痒，多种形态的皮肤损害，时有渗出以及反复发作的特点。小儿时期以婴儿湿疹最为常见，其次是儿童湿疹。其中还包括特应性皮炎。

特应性皮炎（Atopic Dermatitis，AD）又称遗传过敏性湿疹，是与遗传和过敏密切相关的慢性、复发性、伴瘙痒的炎症性皮肤疾病。常常伴有皮肤屏障功能障碍。可发生在任何年龄，包括婴儿期、幼儿期、儿童期及成人。家族中常有哮喘或变应性鼻炎等病史。除皮炎症状外，常患其他变应性疾病，如哮喘、变应性鼻炎、荨麻疹等。血清中总 IgE 及周围血嗜酸性粒细胞增高，随着年龄增大，皮肤损害逐渐从头面部转为局限于四肢屈侧（肘窝、腘窝），伴剧烈瘙痒，反复不愈，直至儿童期，甚至延续到成人期。常伴有特征性的皮肤症状，如干皮症、鱼鳞病、掌纹症、毛周角化、唇炎、白色糠疹、颈前皱褶、耳根裂纹等典型的特应性皮炎的临床表现。特应性皮炎婴儿期及儿童期临床表现与婴儿湿疹和儿童湿疹非常相像。

什么是食物变态反应？

食物变态反应又称食物过敏，是指食物进入人体后，机体对之产生异常免疫反应，导致机体生理功能的紊乱和（或）组织损伤，进而引发一系列临床症状。食物变态反应具有特异性，各种免疫病理生理机制均可涉及。食物变态反应是临床上最常见、最重要的变应性疾病之一。

什么是花粉症？

花粉症是指具有特异性遗传素质的患者吸入致敏花粉后，由 sIgE 介导的非特异性炎症反应及其引起的以变应性鼻结膜炎、哮喘为主的一系列临床症状，症状具有明显的时间性和地区性，并且易受某些气象因素的影响。

什么是过敏性休克？

变态反应性疾病已成为新世纪的流行病，因药物、食物过敏原诱发的严重过敏反应日益增多。在世界范围内，由于对过敏性休克认识的局限性和对其治疗的滞后性，部分患者因未得到及时正确的治疗而死亡。为此，世界变态反应组织（World Allergy Organization，WAO）呼吁各国政府的医疗管理部门和医生应高度重视过敏性休克，在国民中加强过敏性休克急救知识的普及，教会每一位高危患者在出现严重过敏反应时的基本自救方法，减少过敏性休克的死亡率。

过敏性休克是一种严重的、威胁生命的全身多系统速发变态反应，一般通过Ⅰ型变态反应机制诱发，部分通过其他免疫学机制诱发。患者暴露于过敏原的环境下可迅速出现全身皮肤瘙痒、潮红、荨麻疹、血管性水肿、哮喘、呼吸困难、喉头水肿、窒息、血压下降、心律失常、意识丧失、休克甚至死亡。过敏性休克可在几分钟之内从最初轻微的皮肤症状迅速发展至死亡。

治疗过敏性休克的关键是迅速缓解呼吸道阻塞和循环衰竭，应首选肌内注射肾上腺素。

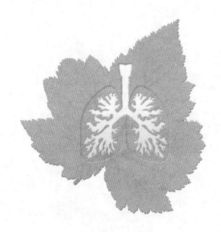

老年篇

什么是老年性哮喘?

老年性哮喘有狭义和广义之分,狭义的老年性哮喘指 60 岁以后新发生的哮喘(晚发老年性哮喘),广义的老年性哮喘指年龄在 60 岁以上的符合哮喘诊断标准的所有患者。研究显示,60 岁以上的老年性哮喘的发病率为 5% ~ 7%,其中 2/3 左右为新发病例。儿童期哮喘患病率最高,青春期及青少年期患病率下降,之后随年龄增加哮喘患病率又逐渐上升,直到 69 岁以上,老年性哮喘并不少见。

老年性哮喘发病机制?

特应质和气道高反应性是导致儿童和成人哮喘发病的重要因素。通过检测体内总 IgE 水平发现,特应质与老年性哮喘发病密切相关,但是气道高反应性与老年性哮喘发病的相关性较小。因为 COPD 患者、左心功能不全患者甚至一部分正常老年人也可出现气道反应性增高现象。β 受体阻滞剂、血管紧张素转化酶抑制剂(Angiotensin Converting Enzyme Inhibitor,ACEI)类降压药和非甾体类抗炎药等药物的使用,以及长期吸烟和胃食管反流对老年性哮喘的发病起着不可忽视的影响。

老年性哮喘有什么特点?

老年性哮喘的临床表现往往很不典型,患者的病史较长,除喘鸣外,主要表现为咳嗽，痰量较多且较黏稠，但发作性的喘息症状不典型，与其他年龄组的哮喘相比，主要有以下特点。

（1）主要表现为咳嗽咳痰、气短及阵发性夜间喘息发作。但由于老年患者全身及呼吸系统器官的功能减退和气道对刺激的反应阈值降低，老年人对其不敏感而未能及时正确诊断和治疗，所以一旦发病很容易导致危重型哮喘甚至呼吸衰竭。

（2）基础病较多。如果患者兼有高血压、冠心病、糖尿病、脑血管病等，哮喘病情则变得更加复杂，同时老年性哮喘患者也容易合并慢性阻塞性肺疾病（COPD），在临床诊治时易与支气管哮喘相混淆而导致误诊。由于老年患者的机体免疫功能低下，细菌和病毒常能乘虚而入，合并呼吸道感染也是他们的特点之一。

（3）倾向于常年发病且发作期较长。老年性哮喘常反复发作，缓解期较短，自行缓解率较低，同时哮喘发作期的每日变异性较小。由于老年哮喘患者对寒冷的耐受性较差，所以冬季发病率明显高于其他年龄组的哮喘。

（4）与吸烟关系密切。老年性哮喘往往是在长期吸烟的基础上发生的，患者从心理和生理上已经适应了香烟烟雾，长期吸烟所导致的呼吸道黏膜的理化性损伤以及慢性炎症引起的神经纤维暴露导致 BHR 增高。而 BHR 是支气管哮喘的主要病理生理特征之一，甚至还有部分患者因痰多且黏稠而用吸烟来刺激排痰。

老年性哮喘为什么不容易控制?

老年性哮喘不容易控制的主要原因有四点。

（1）老年患者由于自身的年龄因素，器官功能下降，药物的吸收、分布、代谢和排泄不同于年轻人。

（2）老年患者往往多伴有其他慢性疾病，这使得一些药物的使用可能受到限制。

（3）多种药物同时服用时，药物间的相互作用也可能影响了药物的疗效。

（4）对老年性哮喘疗效影响最为突出的是老年患者依从性较差。其主要表现在以下几个方面：①老年患者由于年龄因素，记忆力减退，忘记用药的事情常有发生；②老年患者对现在常用的吸入类装置的正确使用方法掌握较困难，错误的使用方法直接影响了药物的摄入，可能降低甚至可能完全达不到治疗效果；③老年患者理解力下降，不能按照医生教给的方法正确用药，经常将缓解药和治疗药搞混，完全没有达到治疗效果。

老年哮喘如何诊断？

老年性哮喘往往得不到及时诊断，英国的一项统计显示，70 岁以上的老年哮喘患者中有 25% 未得到及时诊断。另一项研究显示，有 2/3 的 60 岁以上的哮喘患者在诊断之前出现过呼吸道症状或肺功能下降。随着年龄增长，老年人各器官功能下降，对疾病症状的感知能力下降，易将哮喘症状误解为正常机体功能下降的结果。同时，体力的下降也使老年人接受肺功能测试和特殊检查的能力下降，这些因素都可能延误老年性哮喘的诊断。

老年性哮喘诊断方法与其他年龄段患者相同，详细的病史采集和特异的实验室检查是诊断老年性哮喘的主要方法。需要注意的是，老年人常见呼吸道症状，一些疾病（如 COPD、左心衰竭、气管内肿瘤、胃食管反流以及鼻窦炎等）往往干扰哮喘的诊断，因此特殊的实验室检查对诊断老年性哮喘十分重要。

1. 症状

喘鸣是哮喘的常见症状，但是老年人的一些其他常见疾病，如 COPD、气管内肿瘤和左心衰竭也经常出现喘鸣，需仔细鉴别。咳嗽症状也常见于老年人的一些其他疾病，例如青年人出现的夜间咳嗽症状往往与哮喘相关，而老年人的类似症状除见于哮喘外，还常见于左心衰竭。与此相对，许多既往诊断为左心衰竭的老年患者最后被确诊为哮喘。呼吸困难和胸闷症状也需仔细鉴别。当遇到与其他疾病鉴别困难时，对病史的详细采集极为重要，同时应注意那些可能引起气道反应性增高的药物（如β受体阻滞剂、ACEI）的应用情况。老年性哮喘应与以下疾病相鉴别。

（1）心源性哮喘

老年性哮喘的夜间发作多在清晨，而不在睡眠后 2 小时；老年性哮喘无明显的心脏病史和体征；老年性哮喘发作前常有呼吸道感染和过敏原接触史；平喘药效果明显。

（2）支气管内肿瘤

支气管内肿瘤引起的呼吸困难多以吸气相为主，与老年性哮喘的呼气性呼吸困难可资鉴别；另外，肺功能检查中进行流量-容积曲线图形分析也有助于老年性哮喘和支气管内肿瘤的鉴别。

（3）COPD

COPD 通常秋冬季发作，痰量较多，咳嗽、喘鸣症状持续时间较长，而老年性哮喘的咳嗽、喘鸣症状为阵发性，一年四季均可发作。值得注意的是，这两种疾病一旦发展到肺气肿阶段，则很难鉴别。

（4）胃食管反流

可引起咳嗽、喘鸣和呼吸困难，但多伴有食管裂孔疝，有上腹部烧灼感、反酸、嗳气等症状，夜间上述消化道症状更明显。

2. 肺功能测定

（1）用力肺活量测定

对具有呼吸道症状的老年人应常规进行肺功能检测，常用指标为 FEV_1 和 FVC，大多数超过 65 岁的老年人能耐受反复肺功能检测。正常人的 FEV_1 和 FVC 指标会随着年龄的增长逐步降低，中年以后下降速度加快，每年下降 0.1% ~ 0.2%。因此，正常老年人的肺功能也会低于预计值的 70%，通常老年人肺功能指标异常的标准为 $FEV_1/FVC\% < 60\%$，$FEV_1 <$ 预计值的 60%，PEF

<预计值的 70%。目前，缺少老年人正常肺功能指标的数据，多数正常预计值来自青年人的数据。最近已有研究开始建立老年人正常肺功能指标数据库。

检测气道可逆程度对诊断老年性哮喘依然十分重要。使用支气管舒张剂（抗胆碱能类药物或 β_2 受体激动剂）后，FEV_1 增加 12%，或 FEV_1 绝对值增加 200 ml 可视为支气管舒张试验阳性。研究发现，随着年龄的增长，老年人支气管对 β_2 受体激动剂的反应逐年下降（可能与 β_2 受体敏感性下降或数量减少有关），因此使用抗胆碱能类药物测试老年人气道舒张性的价值更大。另外，需要特别强调的是，幼年发病的哮喘患者和长期吸烟患者的肺功能通常较差，对这些患者，气道舒张试验对哮喘的诊断价值较小。

对疑患哮喘的老年人应检测其对糖皮质激素的反应性，对糖皮质激素的阳性反应有时并不与支气管舒张试验一致。对支气管舒张剂反应较差的老年人的肺功能，有可能在口服或吸入一段时间的糖皮质激素后得到明显改善。如果患者对吸入高剂量的糖皮质激素反应不佳时，可以考虑给患者口服一段时间糖皮质激素（推荐方案：泼尼松 30 mg/d，持续 2 周），观察肺功能改善情况，有相当多的患者肺功能会明显改善，从而支持哮喘诊断。

（2）峰流速（PEF）测定

连续 PEF 测定，确定 PEF 日变异率 > 20% 被看作是诊断哮喘的有利指标，老年人也同样适用这种方法。而且与中年人相比，老年人由于心脏功能和使用方法的原因，PEF 的变异率更高。

（3）弥散功能和肺活量的测定

如前所述，病史较长的老年哮喘患者和有长期吸烟史的老年人肺功能一般较差，对这类患者，检测一氧化碳弥散量和肺活量对区别哮喘和肺气肿较有帮助。应当注意的是，虽然 COPD 和哮喘有不同的发病机制和自然病程，但对老年人来说，有许多症状是相类似的，而且有许多老年患者同时患有两种疾病。

3. 气道反应性测定

对各种化学和物理刺激，气道表现出的非特异性收缩——即气道反应性增高被认为是诊断哮喘的可靠指标。但是研究发现，只有 2/3 的哮喘患者具有气道反应性增高现象，而 1/3 的正常人也具有这种现象。而且气道反应性增高现象在老年人、长期吸烟者和 COPD 患者中非常常见，因此对老年人来说，气道反应性测定对诊断哮喘的价值有限。

随着年龄的增长，老年人的生理机能发生一系列变化。例如，老年人的气道，不论有无哮喘，对醋甲胆碱或组胺的刺激反应均较迟钝。具体机制可能与呼吸道各类感受器受体发生变化，对缺氧、牵张变化反应迟钝有关。这些变化导致老年人气道激发试验阳性率下降，从而使哮喘得不到及时的诊断和治疗。

4. 特应质检测

哮喘是一种变应性疾病，表现为很多特应质现象：皮肤针刺试验阳性、花粉过敏和血清总 IgE 水平增加。皮肤针刺试验的阳性率在儿童时期最高，随年龄增加递减。血清总 IgE 水平也随年龄增加递减。即便如此，老年哮喘患者以上指标的阳性率也远远高于非哮喘患者，因此特应质检测对诊断老年性哮喘很有意义。需要说明的是，COPD 患者的皮肤针刺试验阳性率也会增高，而肺功能差的非哮喘患者血清总 IgE 水平也会增高。但这些不影响特应质检测对老年性哮喘诊断的意义。

综上所述，由于诊断老年性哮喘时干扰因素较多，因此在进行常规哮喘诊断检测之外，还应进行其他检查如胸部 X 线和（或）CT 检查及心电图检测以排除慢性的心肺疾病；系统的血液检查以排除隐性贫血等。

老年性哮喘的治疗有何特殊性？

对没有其他并发症的老年哮喘患者，哮喘治疗同其他年龄段的哮喘治疗基本类似，除了使用药物解除哮喘症状，哮喘治疗的目的还包括通过"哮喘患者联谊会"等组织对患者及家属进行必要的教育，使他们掌握哮喘防治的基本知识和吸入性药物的使用方法。有条件的话，应对那些不能前往医疗机构就诊的哮喘患者进行定期家访。

　　由于老年人容易同时患有多种其他疾病（如心脑血管疾病、痴呆、抑郁症），这些疾病通常会与哮喘相互影响，给诊断和治疗带来很大困难。例如，脑血管意外是造成相当数量老年人致残的重要原因，这类患者尤其是中风患者由于语言表达能力的障碍，无法正确叙述病情，给哮喘的诊断造成困难。患有严重疾病的患者由于过度虚弱，无法耐受肺功能检测，也不可能使用药物吸入装置，可以考虑使用射流雾化吸入给药。患有抑郁症的老年患者由于自我隔离和自我忽视，不能正确评价治疗效果，依从性较差。当缺血性心脏病和哮喘共发时会对哮喘诊断和治疗造成极大困难。因为有些症状如呼吸困难为两种疾病所共有，而且对其中一种疾病的治疗往往对另一种疾病不利，例如 β 受体阻滞剂和激动剂、ACEI 和阿司匹林。左心衰竭本身也会存在气道阻塞和气道高反应性。

　　为了提高老年性哮喘的治疗效果，避免上述错误的发生，对于老年患者，应该耐心地向其说明正确治疗的重要性，告诉患者不同类药物作用有何不同，何时使用缓解药物，何时使用治疗药物，哪种是缓解药，哪种是治疗药，多次监督老年患者，使其掌握各种吸入装置的正确使用方法。对于老年性哮喘患者来说，哮喘的教育可能比药物治疗更有意义。

老年性哮喘如何治疗？

（一）原则

　　近年来国际上陆续发表了有关哮喘的防治指南，英国 1996 年制订了关于老年性哮喘的防治指南，其内容与其他年龄段哮喘基本一致。

（二）**药物**

1. 支气管舒张剂

虽然老年人气道对 β_2 受体激动剂的反应性下降，此类药物如沙丁胺醇、特布他林和沙美特罗仍然是老年性哮喘最常用的支气管舒张剂。老年人在使用大剂量 β_2 受体激动剂的同时应配合糖皮质激素等抗炎药物，在增加剂量前应测试气道的舒张能力。常规剂量吸入 β_2 受体激动剂会导致以下不良反应：震颤、心悸，老年人比年轻人更易发生。大剂量使用时可能发生更严重的不良反应，如低钾血症、心律不齐甚至心绞痛恶化。因此，具有心脏病和心律不齐病史的患者在使用吸入性 β_2 受体激动剂前，应进行试验性治疗，以检测患者对此类药物的耐受性。

老年哮喘患者也可使用长效 β_2 受体激动剂如沙美特罗等，此类药物尤其适用于夜间症状较多的患者。

抗胆碱能药物如异丙托溴铵和噻托溴铵也是老年哮喘患者常用的支气管舒张剂。虽然随着年龄的增长，老年人气道对此类药物的反应性下降，但下降的程度不如 β_2 受体激动剂的明显。研究发现，抗胆碱能药物和吸入性 β_2 受体激动剂联合使用对支气管的舒张作用超过任一种药物单独使用。抗胆碱能药物常见的不良反应包括口干、鼻腔和胸部刺激感，剂量增加时可能出现前列腺症状的恶化。青光眼并不是禁用噻托溴铵的指征。使用气雾剂最好通过口腔而不是面罩吸入，目的是减少对眼睛的刺激。

2. 糖皮质激素

吸入性糖皮质激素对治疗各年龄段哮喘都很有效，是长期控制哮喘的基本用药。由于老年人对疾病症状的感觉能力下降，可以通过 PEF 的变异率来确定是否应该使用糖皮质激素。糖皮质激素的使用剂量依据疾病的严重程度决定。患者应当经常复诊，在医生的指导下调节糖皮质激素的用量，当症状稳定时，可适当减少糖皮质激素的用量。吸入性糖皮质激素的主要不良反应有：声音嘶哑、口腔白色念珠菌感染和皮肤病变，而且老年人更易发生皮肤病变。这些不良反应在每日吸入丙酸倍氯米松 400 μg 就可见到。使用储雾罐可提高吸入性糖皮质激素的吸收效率，吸入糖皮质激素后仔细含漱口咽部可减少这些不良反应。

在哮喘急性加重或患者对吸入糖皮质激素反应欠佳时也可使用口服糖皮

质激素，但口服糖皮质激素不可长期使用，一旦症状好转，即应考虑停药。当口服糖皮质激素的用量达到相当于泼尼松 7.5 mg/d 时就会出现较严重的不良反应，包括激素依赖、高血压、白内障和骨质疏松，老年患者更易出现这些不良反应。骨质疏松在绝经后妇女和一部分老年男性患者当中相当常见，而且吸入大剂量的糖皮质激素也有促进骨质更新的作用。研究发现多数的骨骼脱矿物质发生于糖皮质激素治疗后 6 个月内，因此所有接受长期口服糖皮质激素治疗的老年患者都应该接受骨密度检测。对高危患者补充二磷酸盐、降钙素、钙质和维生素 D。地夫可特（Deflazacort）是强的松的卓唑啉提取物，与其他糖皮质激素相比，其对骨质沉积和糖代谢的影响较小，是一种治疗老年性哮喘较理想的口服糖皮质激素。

3. 其他药物

与吸入制剂相比，口服支气管舒张剂例如 β_2 受体激动剂和茶碱类药物对老年哮喘患者的治疗效果较差，而且容易引起严重的不良反应。茶碱类药物的不良反应与药物剂量有关，当血药浓度超过 20 mg/L，60% 的患者会出现严重的不良反应。茶碱类药物的药代动力学受很多因素影响，心脏病、肝硬化患者和老年人，茶碱类药物的半衰期缩短。口服 β_2 受体激动剂的耐受性较好，常见的不良反应是心悸和震颤。由于长效吸入性 β_2 受体激动剂的开发成功，口服短效 β_2 受体激动剂的使用日渐减少。白三烯拮抗药物为哮喘的抗炎和支气管舒张治疗开辟了新途径。

4. 治疗药物的吸入装置

吸入药物适宜各年龄段哮喘患者使用，尤其是老年和儿童患者。MDI 吸入装置是最常用的吸入装置，但使用方法较难掌握，据统计 80 岁的老年人只有 60% 能正确掌握 MDI 的使用方法，常见的错误是药物喷射和吸气动作配合不好。加用储物罐可使 MDI 吸入药物到达肺内的比率由 7.8% 上升到 13%，因为不需要吸气动作的配合，适合老年患者使用。除此以外，使用储雾罐还可以减少糖皮质激素在口咽部的沉积，从而减少其不良反应，在哮喘急性发作时，由于其吸入效率较高，可以节省药物用量。对不能耐受 MDI 装置的老年哮喘可以换用干粉装置，由于不需吸气动作的配合，使用较方便，但昂贵的价格限制了它的使用。

当哮喘急性发作需要使用大剂量支气管舒张剂时，射流雾化器的使用十分必要。患有严重支气管阻塞性疾病和严重残疾的患者也可在家使用此种装置。但在使用这种装置之前，医生有必要确认以下条件方可使用：患者哮喘诊断明确，支气管可逆性良好，患者正确掌握使用方法，患者确实需要使用大剂量的支气管舒张剂，在使用舒张剂的同时配合充分的抗炎治疗。

老年性哮喘的预后如何？

诊断后的老年性哮喘的治疗效果一般不如中青年患者。研究显示，65%以上的老年哮喘患者每天都有症状，68%的老年哮喘患者认为哮喘对他们的日常活动具有中等以上的限制程度。老年性哮喘发作较频繁，住院时间较长，过去认为哮喘是老年患者的重要死因，但一些研究显示，相当多的老年哮喘患者真正的死因是心脏疾病和 COPD。

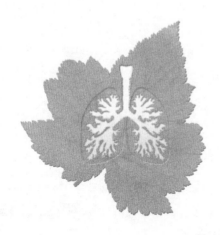

中医中药篇

中医治疗支气管哮喘有什么优势？

中医和西医是相对独立的学科，理论体系的不同决定了两者在认识疾病时的视角不同。相对来说，中医更能看到疾病的整体和全貌。但是中医在某些方面也会束手无策，若中、西医能取长补短，相互结合，通常能取得更好的疗效。对于哮喘来说，西医最有效的治疗方式是吸入糖皮质激素，通常情况下在使用正确的治疗方案后，绝大多数患者都能得到满意的疗效，但是也存在一些问题。首先，患者对吸入类激素有顾虑，这直接影响到治疗的依从性，对治疗结果产生重要影响。其次，使用激素虽然疗效确切，但需要长期使用，一般减量都要经过 3 个月的时间，在确定病情稳定后才可以减量，减量的理想情况就是达到可以使病情控制的最低剂量，一旦停用激素，哮喘很容易复发，所以很难做到彻底摆脱吸入类激素。

在对一些中西医联合治疗哮喘的病例观察中我们发现，在西医正规治疗的同时，联合使用中药汤剂治疗，可以明显缩短激素减量所需的时间，能更长时间地使病情处在稳定期，减少发作，这样就可以减少激素使用剂量，减轻不良反应。中医治疗哮喘时注重从整体出发，调节人体的功能以使其达到正常状态。理论上，如果治疗精确、调养得当，是能够祛除宿根，减少复发的。但实际中，哮喘患者极易受外界及自身因素诱发，容易反复发作，这也给中医的治疗带来了不少挑战。

中医为什么认为哮喘与肝、脾、肾有关？

中医同西医各自具有完全不同的理论体系，这决定了两者对人体生理病理及疾病发生、发展及机制的认识不同。在中医理论中，人体包含有五脏六腑，五脏为主，六腑为辅，六腑配属于五脏，这五脏分别为肝、心、脾、肺、肾，这五者不同于西医解剖的五脏，它们更多的代表各种功能的集合。五脏之间相互制约，相互生化，构成了一个有机的整体，一脏的功能失常都有可能影响到其他脏腑的功能。

中医看来，哮喘的主要病位虽然在肺，但是与脾、肾、肝密切相关。脾为人体气血生化之源，人体每日摄入的各种水谷物质都需要经过脾的转输、运化变化为气血，气血是人体的生命基础，所以中医将脾称为后天之本。当脾的功能失常时，一方面，由于气血不足，表现出气短乏力、食欲减退，头晕、面色苍白；另一方面，由于摄入的饮食不能化生为气血而变化成痰，痰邪积聚可以加重或诱发哮喘。脾与肺之间的关系如同母子，两者相互影响，肺功能虚损持续较久时也可导致脾功能失常。

肝是人体重要的一个器官，在中医理论中，它与其他脏腑相互制约。肝与人们的情绪有着密切的关系，当情绪失常，过于激动、愤怒时，常会使肝功能失常，这样会影响到肺的功能，诱发哮喘的发作。临床中常可见到这样的患者，长期不良的情绪对哮喘的治疗会产生不利的影响，所以一定要保持乐观积极的心态，使肝的功能正常。

肾与脾相对应，在中医理论中被称为先天之本。肾主水，为水脏，肺为水之上源，两者可以相生，又肺主气，肾纳气。哮喘反复发作，持续较长时间后，会出现肾的亏损。所以对于有的哮喘患者来说，适当地补益肾脏可以提高疗效。

中医学如何辨证论治哮喘缓解期？

哮喘缓解期病机以正虚为主，治疗宜扶正固本，应审其肺脾肾病位之异，而后治之。

（1）肺脾气虚证。平素痰多，咳痰清稀色白，倦怠无力，食少，面色萎黄不华，气短声低，自汗，怕风，常易感冒，每因气候变化而诱发，舌淡苔白或白滑，脉细弱或虚大。治宜健脾补肺，理气化痰，方用六君子汤合玉屏风散加减：党参 12 g，白术 10 g，茯苓 15 g，陈皮 10 g，半夏 10 g，甘草 6 g，黄芪 20 g，防风 10 g，桂枝 6 g。

（2）脾肾阳虚证。平素短气息促，动则为甚，腰膝酸软，形寒肢冷，面色苍白，食少，便溏，劳累后哮喘易发，舌淡苔白，质胖嫩，脉象沉细。治宜温补脾肾，方用金贵肾气丸加减：熟地黄 20 g，山药 10 g，山茱萸 10 g，丹皮 10 g，茯苓 15 g，泽泻 10 g，肉桂 2 g，附片 6 g，胡桃肉 10 g，淫羊藿 10 g，干姜 6 g。

（3）肺肾阴虚证。口干咽燥，痰少而黏，颧红，五心烦热，动则喘促，舌红苔少，脉细数。治宜滋补肺肾，方用生脉散和七味都气丸加减：西洋参 6 g，麦冬 20 g，五味子 6 g，熟地黄 20 g，山药 10 g，山茱萸 10 g，丹皮 10 g，茯苓 15 g，泽泻 10 g，龟胶 10 g，冬虫夏草 6 g；另可常服紫河车粉以补肾元，养精血。

中医学如何辨证施治哮喘发作期?

哮喘发作期以邪实为主，治疗以祛邪利肺为要。临床辨证分为五型。

（1）寒哮（寒痰阻肺）证。呼吸急促，难以平卧，喉中哮鸣有声，胸膈满闷如塞，咳不甚，痰液稀薄，色白，面色晦暗带青，口不渴，或渴喜热饮，天冷或受寒易发，形寒怕冷，舌苔白滑，脉弦紧或浮紧。治宜温肺散寒，化痰平喘，方用射干麻黄汤合小青龙汤加减：射干 10 g，麻黄 8 g，半夏 10 g，生姜 3 片，紫菀 10 g，款冬花 12 g，甘草 6 g，五味子 6 g，葶苈子 15 g，苏子 10 g，细辛 3 g，杏仁 10 g。

（2）热哮（痰热壅肺）证。气粗声高，喉中哮鸣，胸高胁胀，咳呛阵作，咳痰色黄，黏浊稠厚，烦闷不安，汗出，面赤，口苦，口渴喜冷饮，舌质红，苔黄腻，脉弦滑或滑数。治宜清热肃肺，化痰定喘，方用定喘汤加减：麻黄9 g，杏仁 10 g，桑白皮 10 g，黄芩 12 g，地龙 5 g，苏子 10 g，半夏 10 g，款冬花 12 g，白果 15 g，甘草 6 g，鱼腥草 30 g。

（3）痰哮（痰气壅实）证。寒与热俱不显著，喘咳胸满，但坐不得卧，痰涎壅盛，喉如曳锯，咳痰黏腻难出，舌苔厚浊，脉滑实。治宜涤痰除壅，利气平喘，方用三子养亲汤加减：苏子 10 g，葶苈子 15 g，白芥子 10 g，青皮 10 g，厚朴 10 g，大黄 6 g，炒莱菔子 10 g。

（4）肺肾两虚，痰浊壅肺证。病久肺肾阳虚，发作频繁，发时喉中痰鸣如鼾，声低，气短不足以息，咳痰清稀，面色苍白，汗出肢冷，舌淡苔白，脉沉细者。治宜温阳补虚，降气化痰，方用苏子降气汤加减：苏子 10 g，半夏 10 g，当归 10 g，甘草 6 g，前胡 10 g，厚朴 10 g，肉桂 2 g，黄芪 20 g，山茱萸 10 g，沉香 6 g。

（5）喘脱证。若久病正虚，发作时出现张口抬肩，鼻煽气促，面青，汗出，肢冷，脉浮大无根等喘脱危候者，治宜回阳固脱，方用四逆加人参汤加减：红参 6 g，附片 6 g，干姜 10 g，甘草 6 g 或用参附注射液 40～60 ml 静脉滴注。

怎样选用中成药治疗哮喘？

病情背景：我患有哮喘多年，一直用中药汤剂治疗，效果很好，但最近由于工作忙，煎药不方便，家人建议我选用中成药，省时省事，我不知道有哪些中成药可以治疗哮喘，效果怎样？想请教医生，在什么病情下，出现哪些症状时，选用适宜病情的中成药治疗哮喘？用法用量如何？

治疗哮喘的中成药品种繁多，不少品种经受千百年历史考验，疗效显著，经久不衰。哮喘患者可根据哮喘不同证型，选择使用。

（1）痰喘丸

① 药物组成：前胡、半夏曲、紫菀、紫苏子、海浮石、桔梗、旋覆花、远志、茯苓、百部、白芍、白前、黄芩、薤白、杏仁、贝母、桑叶、石膏、鲜姜、青黛、枇杷叶、党参、红枣、海蛤壳、桂枝、甘草、款冬花、五味子、橘红、射干、葶苈子、马兜铃、麻黄、细辛。

② 功效主治：散风祛痰，镇咳定喘。用于外感风热之邪引起的肺热咳嗽，痰涎上涌，胸膈满闷，喘息痰鸣，舌红苔黄腻，脉滑数等哮喘急性发作属于实证者。

③ 剂型规格：水丸，每 5 丸约重 1 g。

④ 用法用量：每次 6 g，每日 2 次，温开水送服，小儿酌减。

（2）定喘疗肺丸

① 药物组成：桔梗、款冬花、紫苏子、姜半夏、石膏、白果仁、橘红、前胡、麻黄、杏仁、葶苈子、黄芩、桑白皮、甘草。

② 功效主治：止咳定喘，祛痰。用于哮喘急性发作，咳嗽痰喘，不能平卧，胸胁胀痛属于热哮者。

③ 剂型规格：蜜丸，每丸重 10 g。

④ 用法用量：每次 1 丸，每日服 2 次，温开水送下。

（3）定喘丸

① 药物组成：阿胶、紫苏梗、百合、莱菔子、款冬花、清半夏、地黄、茯苓、白芥子、桑白皮、天冬、苦杏仁、何首乌、当归、黄芪、白术、紫苏子、川贝母、陈皮、紫菀、知母、龙涎香、麦冬、紫苏叶。

② 功效主治：宣肺平喘，化痰止咳。用于外感风寒，咳嗽哮喘，劳伤久咳，胸闷气短，呼吸气促，口渴咽干。

③ 剂型规格：蜜丸，每丸重 9 g。

④ 用法用量：每次 1 丸，每日 2 次，温开水送服。

（4）苏子降气丸

① 药物组成：紫苏子、厚朴、前胡、甘草、姜半夏、陈皮、沉香、生

姜、当归、红枣。

② 功效主治：降气化痰，温肾纳气。用于气逆痰壅，咳嗽喘急，胸膈满闷。

③ 剂型规格：丸剂，每粒 3 g。

④ 用法用量：每次 6 g，每日 2 次，温开水送服。

（5）定喘养肺丸

① 药物组成：木香、煅石膏、陈皮、苦桔梗、麻黄、五味子炭。

② 功效主治：润肺化痰，止咳定喘。用于痰盛咳嗽，气促作喘，胸膈不畅，口苦咽干，久咳伤肺，失眠等。

③ 剂型规格：水丸，每百丸重 15 g。

④ 用法用量：每次 1.5 g，每日 2 次，温开水送服。

（6）麻黄止咳丸

① 药物组成：麻黄、甘草、桔梗。

② 功效主治：止咳、镇咳、化痰、平喘。用于哮喘。

③ 剂型规格：蜜丸或水丸。

④ 用法用量：蜜丸每次 1 丸，每日 2 次；水丸，每次 6 g，每日 2 次，均温开水送服。

⑤ 使用注意：孕妇，心脏病患者，体弱多汗者忌服。

（7）蛤蚧定喘方

① 药物组成：百合、紫菀、鳖甲、石膏、瓜蒌、甘草、黄芩、麦冬、苦杏仁、麻黄、黄连、紫苏子、蛤蚧。

② 功效主治：清肺滋阴，止咳定喘。用于肺肾虚损，痰热内蕴的咳喘，动则加重，反复发作，秋冬增剧，胸膈满闷，气短心烦，口中干渴，自汗盗汗，舌红苔黄，脉细数。

③ 剂型规格：蜜丸，每丸重 9 g。

④ 用法用量：每次 1 丸，每日 2 次，淡盐水或温开水烊化送服。

⑤ 使用注意：虚寒咳喘，痰湿内蕴者忌服。

（8）治喘片

① 药物组成：胡颓子或叶、五倍子、黄荆子、重楼、氨茶碱、扑尔敏（氯本那敏）。

② 功效主治：止咳平喘。用于支气管炎及哮喘引起的咳嗽、气喘。

③ 剂型规格：片剂，每片重 0.5 g。

④ 用法用量：每次 4 片，每日 3 次，温开水送服。

（9）双红抗喘片

① 药物组成：红砒、枯矾、橘红、淡豆豉、瓜蒌仁、生地黄、碘化钾。

② 功效主治：止咳定喘。用于阵发性哮喘，或合并气管炎，肺气肿，呼吸困难，咳嗽多痰，端坐呼吸，过敏性哮喘等。

③ 剂型规格：片剂，每片重 0.7 g。

④ 用法用量：每次 2 ～ 3 片，每日 3 次，温开水送服，小儿酌减。

⑤ 使用注意：孕妇忌服。

（10）五海咳喘片

① 药物组成：五味子、甘草、海浮石、麻黄、海螵蛸、杏仁、石膏。

② 功效主治：利肺平喘，止咳化痰。用于哮喘合并支气管炎、肺气肿所致的喘促，咳嗽多痰，不能平卧，或因感冒诱发喘咳。

③ 剂型规格：片剂，每片重 0.7 g。

④ 用法用量：每次 3 ～ 4 片，每日 3 次，小儿酌减，连服 3 周，停药 1 周，为 1 个疗程。

（11）复方地龙散

① 药物组成：地龙、全蝎、僵蚕、重楼、麻黄、细辛、象贝母、甘草。

② 功效主治：祛风逐邪，温肺平喘。主治小儿哮喘。

③ 剂型规格：粉剂。

④ 用法用量：6 个月至 1 岁服 0.5 g；1 ～ 2 岁服 1 ～ 1.5 g；3 ～ 6 岁服 2 g，每日 3 次，温开水送服。

（12）气喘冲剂

① 药物组成：麻黄、生姜、五味子、甘草。

② 功效主治：宣肺定喘。用于肺气壅盛所致咳喘。

③ 剂型规格：冲剂，每袋 5 g。

④ 用法用量：每次 1 袋，每日 2 次，温开水送服。

（13）哮喘膏

① 药物组成：制天南星、桔梗、川贝、细辛、杏仁、生甘草、生麻黄、苏子、生紫菀、麻油。

② 功效主治：散寒止咳、降气平喘。主治哮喘属寒证者，适用于秋冬感寒而发的呼吸困难，咳嗽，喘息。

③ 剂型规格：膏剂，每瓶 120 ml。

④ 用法用量：每日天亮时用开水冲服 1 匙，用老生姜煎水冲服效果更好。小儿用量酌减。

⑤ 使用注意：忌食酒、生冷及螃蟹等发物。

（14）黑锡丹

① 药物组成：黑锡、生硫黄、附子、补骨脂、肉豆蔻、小茴香、阳起石、葫芦巴、沉香、川楝子、木香、肉桂。

② 功效主治：温壮肾阳，纳气平喘。用于肾阳亏损，上盛下虚引起的痰壅气喘，胸腹冷痛，汗出肢冷，舌淡苔白，脉沉细。

③ 剂型规格：糊丸、水丸，每 80 丸重约 3 g，每袋重 3 g。

④ 用法用量：每次 2～3 g，每日 1 次或 2 次，姜汤或淡盐水开水送服。

⑤ 使用注意：孕妇、伤风感冒及热证忌服，不要长期过量服用。

（15）二味黑锡丹

① 药物组成：黑锡、硫黄。

② 功效主治：温肾定喘。用于肾虚气喘，虚寒哮喘。

③ 剂型规格：水丸，每瓶重 500 g。

④ 用法用量：每次 6 g，每日 2 次，用姜枣汤或淡盐开水送服。

（16）小青龙合剂

① 药物组成：麻黄、桂枝、白芍、干姜、细辛、甘草、法半夏、五味子。

② 功效主治：解表化饮，止咳平喘。用于风寒水饮，怕冷发热，无汗，喘咳痰稀。

③ 剂型规格：合剂，每瓶 100 ml。

④ 用法用量：口服，每次 10 ～ 20 ml，每日 3 次，用时摇匀。

⑤ 使用注意：凡是风热咳喘及正气不足的虚喘不宜用，阴虚干咳无痰者慎用。

（17）止咳定喘口服液

① 药物组成：麻黄、苦杏仁、甘草、石膏。

② 功效主治：辛凉宣泄，清肺平喘。用于表寒里热，身热口渴，咳嗽痰盛，喘促气急，胸腹满闷。

③ 剂型规格：口服液，每支 10 ml。

④ 用法用量：口服，每次 10 ml，每日 2 次或 3 次，儿童酌减。

（18）蛇胆川贝液

① 药物组成：蛇胆、川贝母。

② 功效主治：清肺，止咳，祛痰，平喘。用于肺热咳嗽气喘，痰多。

③ 剂型规格：口服液，每支 10 ml。

④ 用法用量：口服，每次 1 支，每日 2 次或 3 次，儿童酌减。

⑤ 使用注意：寒证，虚证者忌用。

（19）消咳喘

① 药物组成：满山红、杜鹃叶。

② 功效主治：止咳平喘。用于哮喘。

③ 剂型规格：合剂，每瓶 100 ml。

④ 用法用量：口服，每次 10 ml，每日 3 次。

（20）桂龙咳喘宁片

① 药物组成：桂枝、龙骨、半夏、黄连等。

② 功效主治：止咳化痰，降逆平喘。用于哮喘。

③ 剂型规格：片剂，每片 0.3 g。

④ 用法用量：成人每次 5 片，小儿 1 岁 1 片，2 岁 2 片，3～7 岁 3 片，8～10 岁 4 片，10 岁以上按成人剂量，每日 2 或 3 次，温开水送服或烊服。

（21）痰咳净

① 药物组成：桔梗、远志、五倍子、杏仁、冰片、甘草、咖啡因、苯甲酸。

② 功效主治：化痰止咳平喘。用于咳嗽气喘。

③ 剂型规格：每盒 6 g。

④ 用法用量：含服，每次 1～2 g，每日 3～6 次。

（22）橘红痰咳液

① 药物组成：化橘红、苦杏仁、百部（蜜炙）、制半夏、白前、茯苓、五味子、甘草。辅料为麦芽糖醇、甜菊素、蜂蜜、薄荷脑、苯甲酸钠、羟苯乙酯。

② 功效主治：理气祛痰，润肺止咳。用于感冒、支气管炎、咽喉炎引起的痰多，咳嗽，气喘。

③ 剂型规格：口服液，每支 10 ml。

④ 用法用量：口服，每次 1～2 支，小儿减半，每日 3 次。

治疗哮喘的单方验方有哪些？

（1）山羊胆兑蜂蜜治疗支气管哮喘。方法：取健康山羊胆 1 只，兑入蜂蜜 50 ml，每日服 3 次，每次约 20 ml，初期服用咳喘往往比以前稍重些，随着时间的推移，咳喘渐渐好转，病亦痊愈。

（2）百部治疗慢性支气管哮喘。方法：百部 20 g，水煎 2 次，合并药液 60 ml，每次服 20 ml，每日 3 次，可加少许白糖或蜂蜜调味，10 天为 1 个疗程，一般 2～3 个疗程可见效。

（3）洋金花酒治哮喘。方法：取洋金花或洋金花籽 15 g，研成细末，然后将药末倒入 500 ml 60° 纯粮白酒内摇匀，密封存放 7 天后服用，每日 1～2 ml，每天服 3 次。注意每次最大剂量 2 ml，不可随便加大剂量。有酒过敏史者禁用。连续服用 3 个月共计 500 ml 为 1 个疗程。

（4）蝙蝠治疗哮喘。药用夜蝙蝠一个，放火边烤十，研成细末。服法：用黄酒 2 份，白酒 1 份混合好，再将研成细末混合服用。说明：夏季服无效，须在冬季服用。酒的用量可根据年龄大小酌情增减，1 次服完。

（5）白芍 30 g，甘草 15 g。水煎至 100～150 ml，去渣，每日 1 剂，早晚温服，最快者 30 min 生效，一般 1～2 小时可生效。

（6）艾叶油 0.15 ml，一天三次，口服，一般 1～3 天哮喘可减轻。

（7）防风、苍耳子等量共研细末，凡士林调之，以棉棒蘸取，置于神阙穴内（脐中），每周 1～3 次，2 周 1 个疗程。1～2 周哮喘可减轻或消失。

（8）治哮喘验方。用法：杏仁 50 g，贝母（研末）50 g，白酒、蜂蜜、老姜、冰糖各 250 g，猪心一个（切碎）。将上述各味共装入陶器钵里，放在蒸锅内蒸 3 小时即可食用，最好早晚空腹服用。

（9）蜂蜜柚子防哮喘。每日吃柚子肉 100～200 g，拌蜂蜜吃，连吃 1 周，对哮喘有一定的预防作用。

（10）蜂蜜 50 g，杏仁、胡桃仁各 120 g。用法：前 2 味研成细末，炼蜜成丸，每丸 3 g，每服 1 丸用姜汤送下，适用支气管哮喘。

（11）蜂蜜、杏仁、生姜、胡桃仁治气喘。用法：杏仁 100 g，生姜 100 g，胡桃仁 100 g，蜂蜜 100 g。先将胡桃放入火内烧熟，去壳留果仁，生姜和杏仁捣烂如泥，加入炼蜜混匀。每日 2 次，每次 10 g。功效：杏仁与蜂蜜润肺，胡桃仁补肾气、升降散寒、温养脾气，对脾肺虚喘疗效甚佳。

（12）木虾公方。用木虾公全草 30～60 g，洗净，打扁，切碎，加水 900 ml，煮沸 1 小时后，加入鸡或猪瘦肉再煮 1 小时。取药液内服，也可吃肉。每日 1～2 次，连吃 3～4 日。症状消失后就可停药。小儿用量酌减。本方功能润肺化痰，镇咳定喘。主治哮喘。

（13）少年红方。少年红 9～15 g，水煎服。功能：宣肺平喘。主治哮喘的急性发作。

什么是冬病夏治？

冬病夏治是以《内经·四气调神大论》："圣人春夏养阳，秋冬养阴，以从其根"为理论依据的一种治疗方法。某些疾病，如支气管哮喘、慢性支气管炎、过敏性鼻炎等病，多因正气虚弱，感受风寒而诱发，且好发于冬季，故称"冬病"；根据天人相应的原理，在人体腠理疏松开泄、荣卫通达、便于药物吸收的夏季，采用穴位贴敷、穴位注射、拔药罐等综合治疗，扶助正气、祛除机体内伏寒邪，起到"缓治其本""不治已病治未病"的目的，故称"夏治"。

为什么哮喘患者适合冬病夏治？

临床上 80% 左右的哮喘患者都属于阳虚体质。由于哮喘反复发作，患者肺、脾、肾三脏阳气渐虚，加上冬天的病魔缠身，秋冬收藏精气无力，随着春夏肌肤的开泄，阳气更加显得不足。因此，在夏季养护阳气，调节阳气，以抵御外邪入侵，对哮喘患者就很有必要。

什么是穴位贴敷？

穴位贴敷疗法，是以中医经络学说为理论依据，把药物研成细末，用水、醋、酒、蛋清、蜂蜜、植物油、清凉油、药液甚至唾液调成糊状，或用呈凝固状的油脂（如凡士林等）、黄醋、米饭、枣泥制成软膏、丸剂或饼剂，或将中药汤剂熬成膏，或将药末散于膏药上，再直接贴敷穴位、患处（阿是穴），用来治疗疾病的一种无创穴位疗法。

贴敷疗法常使用具有清热解毒、消痈散结、活血生肌、疏经通络、化痰平喘、温中健脾等各种功效的药物，用于哮喘、感冒、肺炎、腹痛、泄泻、遗尿等疾病。

穴位贴敷疗法不但在国内影响广泛，在国外也逐渐兴起。如德国慕尼黑大学医学部发明的避孕膏，贴敷在腋下可起到良好的避孕效果；日本某株式会社研制的中药贴膏深受人们的欢迎，如温经活血止痛的辣椒膏等。

穴位贴敷作用机制是什么？

穴位贴敷疗法作用机制非常复杂，在国内外研究者对中药穴位给药机制进行的初步研究中，一般认为是药物透皮吸收和经络系统对人体调节的双重效应。

（1）对机体的局部刺激

即相当于药物灸疗法，使局部血管扩张，促进血液循环，并通过神经反射，激发机体的调节作用。现代研究表明，当药物作用人体穴位后，使该穴位的组织结构、皮肤、神经、血管、淋巴均发生一定的变化，某些中药能刺激穴位使局部的温度增高，毛细血管扩张，有利于药物成分通过皮肤穿过毛孔不断地进入淋巴液、血液，从而发挥其药理作用。穴位贴敷还可能通过刺激机体局部以及药物的吸收、代谢对机体的有关物理和化学感受器产生影响，直接反射性地调整大脑皮质和自主神经系统的功能，通过细胞免疫和体液免疫增强抗病能力，从而达到防病治病的目的。

（2）穴位刺激及经络传导

研究表明经络和穴位不同于血管和血液，它可以使药物直接到达相关脏腑发挥作用，而不是像血管和血液将药物广泛分布到全身。各种病邪侵犯人体，脏腑功能受损，导致经络涩滞，瘀而不通，气血运行不畅，引起各种疾病，此时可能在经络循行部位尤其在其所属腧穴部位出现麻木、疼痛、红肿、结节或特定敏感区及与经络相关脏腑的疾病等异常情况。用中药贴敷相关穴位，激发经气，既有穴位刺激作用又通过经络传导，使药物充分发挥其功效。改善经络气血的运行，纠正脏腑的阴阳失衡，对五脏六腑的生理功能和病理状态具有良好的治疗和调整作用，从而达到抗御病邪，保卫机体的作用。腧穴作为脏腑气血汇聚之所，有其独特的生理功能，现代医学研究还认为，经穴对药物具有外敏感性和放大效应，经络系统是低电阻的运行通道。因此，药物贴敷于特殊经穴，能迅速在相应组织器官产生较强的药理效应，起到单相或双相调节作用。

（3）透皮吸收

药物贴敷于相应穴位后，经皮肤渗透吸收，进而通过血液循环最终到达脏腑经气失调的病所，发挥药物的"归经"和功能效应，从而产生治疗疾病的作用。中药透皮给药系统（Transdermal Drug Delivery System，TDDS）是将中药或中药提取物与适当基质和（或）透皮吸收促进剂混合后，贴敷于皮肤表面或相应穴位以起到治疗作用。穴位贴敷与TDDS概念不谋而合，因此对TDDS和中药体外透皮吸收的研究对揭示中药穴位给药机制具有重要意义。穴位贴敷具有透皮给药的优点，不仅可以避免因口服给药导致胃肠内消化酶对药物的分解作用和肝脏的首过效应，还可以通过控制药剂输送的速率，产生持续稳定的血药浓度，降低药物的不良反应，减少给药次数，经济安全，简便易行。故将中药透皮给药与穴位功能结合起来，研究其作用机理可以发挥更大的优势。

一般情况下，内服某药物能治某病，用某药外敷也同样治某病，如内服芒硝可治便秘，用芒硝敷脐也能治便秘。但有时也有例外，即外用某药贴敷能治某病，但内服某药却不能治某病，如葱白敷脐可治便秘，但葱白内服却不能治便秘。另外穴位贴敷疗法中单用一种药物，如炒葱白、炒盐、大蒜等外敷患处来治疗证型不一的疾病的情况有许多。一种药物治疗多种证型的疾病，仅从辨证施治和药物性味主治上考虑是难以理解的，这是因为除了中药的有效生物活性物质外，还有温热刺激作用和经络腧穴本身所具的外敏性及放大效应。同时，治疗同一种疾病，在同一穴位上用药不同，疗效也有差异。如同为治疗哮喘的贴敷方，哮喘丸（白芥子、元胡、甘遂、细辛、丁香、肉桂、生姜汁）的疗法就明显优于哮喘糊（天南星、白芥子、生姜汁），说明药性也起着一定的作用。有的根据病的不同选用不同的贴敷部位或穴位，则更显示出穴位和经脉的作用。如咳嗽贴天突穴、定喘穴、肺俞穴有显著疗效，而贴敷他穴或非穴位则效不显；遗尿、痛经贴敷首选神阙穴。

这说明，穴位贴敷作用于人体主要表现是一种综合作用，既有药物对穴位的刺激作用，又有药物本身的作用，而且在一般情况下往往是几种治疗因素之间相互影响、相互作用和相互补充，共同发挥着整体叠加的治疗效果。首先是药物的温热刺激对局部气血的调整，而温热刺激配合药物外敷必然增加了药物的功效，辛味的中药在温热环境中特别易于吸收，由此增强了药物的作用；再者，药物外敷于穴位上则刺激了穴位本身，激发了经气，调动了经脉的功能，使之更好地发挥行气血、营阴阳的整体作用。

穴位贴敷有哪些不良反应？

（1）药物过敏：多表现为初起局部皮肤红肿、瘙痒，继之全身出现斑疹或风团，严重者可伴心慌、胸闷、气短。常见于首次贴敷后，也有患者在多次贴敷后出现，多在贴敷后数分钟至数小时发生。

（2）胶布过敏：贴敷使用麝香膏作胶布或普通纸胶布固定后，出现皮肤红疹、瘙痒。

（3）皮损感染：贴敷部位皮肤破溃，起大水泡，直径可达数厘米，严重者合并感染甚至化脓。

（4）变应性接触性皮炎：均为再次敷药时发生，将贴敷取掉约6～12小时后贴敷处红斑逐渐增厚，高出周围皮肤，边界分明，继之起大泡糜烂渗出，伴周围皮肤奇痒，2～4天后症状渐减轻，5～7天后结痂，随之痒感消失。

穴位贴敷对哮喘有什么作用？

贴敷法能使药物直达病所发挥作用，还可以通过皮毛、腠理由表及里，循经络传至脏腑，以调节脏腑气血阴阳，扶正祛邪。穴位贴敷只是治疗哮喘的辅助治疗措施之一，不能取代规范的中、西医治疗方案。因此在接受贴敷治疗同时应该坚持原有的治疗方法（指在正规医院专科医生指导下的个体化治疗方案），内外同治，起到相辅相成的效果，提高临床疗效。

支气管哮喘患者穴位贴敷选取哪些穴位？

（1）定喘、脾俞、肾俞。定喘属经外奇穴，能有效治疗哮喘，协同加强主穴的作用。脾俞、肾俞同主穴均为背俞穴，背俞穴是脏腑经气输注于背腰部的腧穴，《素问·长刺节论》曰："迫脏刺背，背俞也"。三穴从部位上看，皆位于背部，定喘居上，脾俞居中，肾俞在下，上中下三部配穴。

（2）膻中、天突、大椎。膻中为心包之募穴，八会穴之气会，任脉之气在此吸热胀散；天突为任脉气血在此吸热后突行上天，与膻中同属任脉；大椎是手足三阳的阳热之气由此汇入本穴并与督脉的阳气上行头颈。三穴相伍，前后相应，阴阳协调，且都位于气管的体表投影区，因此能调节肺气、平调寒热，恢复人体气机的平衡。

（3）心俞、膈俞、膏肓。三者均为背俞穴，足太阳膀胱经为人体的藩篱，主一身之表，外邪侵袭，本经受邪。膀胱经上腧穴具有节段性的特点，即相邻腧穴具有相似的功能，可以配合加强疗效，也属近部配穴，因此作为肺俞穴的配穴选用。

什么是穴位埋藏疗法?

穴位埋藏疗法是以中医经络理论为指导，从针灸疗法发展而来的一种中西医结合疗法。通过外科方法在人体的特定部位埋入羊肠线、指甲、动物的垂体或肾上腺以刺激机体产生抵抗力防治疾病的方法。

穴位埋线法如何治疗哮喘?

发作期取穴膻中、定喘、肺俞、大椎、风门，缓解期用膻中、肺俞、膏肓、膈俞、脾俞、肾俞、关元、足三里，咳嗽明显者加孔最穴，痰多者加丰隆穴。对选定部位皮肤常规消毒后，局部浸润麻醉，将羊肠线剪成长 0.5 ~ 2 厘米的小段，置于腰椎穿刺针的套管针中，刺入穴位并行针，得气后针芯将羊肠线推出，埋于穴位下肌肉层，使之被人体逐渐吸收。每 10 ~ 15 天更新 1 次，可根据需要反复进行。

穴位埋线有哪些不良反应?

（1）少数患者因治疗中无菌操作不严或伤口保护不好，造成感染。一般在治疗后 3 ~ 4 天出现局部红肿、疼痛加剧，并可能伴有发热。应予局部热敷及抗感染处理。

（2）个别患者对羊肠线过敏，治疗后出现局部红肿、瘙痒、发热等反应，甚至切口处脂肪液化，羊肠线溢出，应适当作抗过敏处理。

（3）神经损伤，如感觉神经损伤，会出现神经分布区皮肤感觉障碍；运动神经损伤，会出现所支配的肌肉群瘫痪，如损伤了坐骨神经、腓神经，会引起足下垂和足拇指不能背屈。如发生此种现象，应及时抽出羊肠线，并给予适当处理。

什么是穴位注射？

穴位注射又称"水针"，是选用中、西药物注入有关穴位以治疗疾病的一种方法。

所谓"水针"，是相对于原来针灸所采用的"金针"而言。这种疗法始创于 20 世纪 50 年代，当时蓬勃地搞中医现代化，于是很多医生在临床中尝试用注射器代替原来的金针，很快这种方法拓展到穴位封闭等很多治疗领域，并取得了巨大发展。

由于使用了现代提纯的药物，这种疗法又不同于传统的针灸。因为有药物进入经络，其治疗规律和传统的针灸治疗规律不尽相同。但两种疗法都是以传统经络理论为基础进行的，不仅现代医学还不能解释经络理论，用传统的经络理论也不能完全解释和指导现代的"穴位注射疗法"。

在临床中，"穴位注射"可以治疗哮喘、梅尼埃综合征、硬皮病、贝赫切特综合征等国际疑难病，对妇科康复尤其有效。

穴位注射的作用有哪些？

（1）止痛作用。大量的临床资料和实验证实，穴位注射与针刺一样，可以兴奋多种感受器，产生针感信号，通过不同的途径到达脊髓和脑，产生诱发电位。这种诱发电位可以有明显的抑制作用，因局部刺激信号进入中枢后，可以激发许多神经元的活动，释放出多种神经递质，其中有具有止痛作用的5-羟色胺、内源性吗啡等物质，这些物质的释放起到了止痛作用。

（2）防御作用。免疫是机体识别和清除外来抗原物质和自身变形物质，以维持机体外环境相对恒定所产生的一系列保护性反应。穴位注射可以增强体质、预防疾病，主要是因其针刺可以激发体内的防御机制有关。

（3）调节作用。穴位注射对人体的消化、呼吸、循环、泌尿系统等均有不同程度的调节作用。如对消化系统的调节作用，主要表现在可解除胃肠平滑肌痉挛、调节消化液分泌、调节胃肠蠕动等方面，而且其调节作用是双向的，当功能亢进时，通过穴位注射使其功能缓解；当功能低下时，通过穴位注射使其功能增强。

穴位注射有哪些不良反应？

穴位注射后，少数患者注射处有少许出血，可予棉签局部按压止血即可。个别患者出现晕针或药物过敏反应，应立即停止注射，让患者平卧，开门窗通气，做好心理安抚工作，消除紧张恐惧心理，必要时给予吸氧，严密观察患者体温、脉搏、呼吸、血压及神志的变化，对过敏者必要时抗过敏治疗。

穴位注射法如何治疗哮喘？

穴位注射法是通过将一定的药物注射到相应的穴位，以产生刺激，达到治疗效果。以下是几种常用方法。

（1）将 5 ~ 10 ml 0.5% 盐酸普鲁卡因注射入天突、天窗穴位的皮下组织。每日或隔日 1 次，1 周为 1 个疗程，隔周再行下 1 个疗程。本方法适用于哮喘夜间发作的患者，并注意使用前要先进行药物过敏试验。

（2）将1%盐酸普鲁卡因注射到大椎、肺俞、膻中穴，各穴位交替注射，每次0.5 ml，每日或隔日1次。本方法使用前同样要先进行药物敏感试验。

（3）将维生素 K_3 针剂配成4 mg/ml溶液，注射到单侧定喘、足三里2穴位，各1 ml，每日1次，两侧交替，5日为1个疗程，间隔3天再行下1个疗程。

（4）以蒸馏水2～3 ml注射天柱穴，每日1次，7日为1个疗程，间隔3天再行下1个疗程。

进行穴位注射后，部分患者可能出现胸闷、头晕、疲乏等不适，属于正常的治疗反应，多数可在几分钟内自行缓解。

体针治疗哮喘的原理?

针刺法是指使用一定的针具，通过一定的手法刺激机体一定的部位，激发经络气血，以调节整体功能。中医用针刺手法治疗哮喘已有悠久的历史，早在两千多年前《黄帝内经》对此就作了论述。此后的《针灸甲乙经》《针灸大成》等著作又进行了补充和完善。

体针治疗哮喘如何取穴?

在用针刺治疗哮喘时应根据"虚实寒热"的不同证候选取不同的穴位和方法。

（1）对于热哮，宜用泻法，针刺肺俞、列缺、天突、丰隆、少商。

（2）对于虚哮，宜采用补法，针刺肺俞、肾俞、关元、膏肓、太渊、足三里。此外，还应根据兼症的不同进行加减：如肺气虚配气海，肾气虚配太溪，喘甚配定喘、天突。

（3）对于实哮，宜用泻法，针刺肺俞、尺泽、膻中、丰隆、天突。

此外，兼风寒者配风门、外关、合谷，风热者配大椎、曲池，肝郁者配太冲，痰盛者配水分、脾俞，喘甚配定喘。针刺可疏泄其气，每日行针 1 次，每次留针 30 min，10 天为 1 个疗程，每 2 个疗程之间间隔 1 周，治疗 5～6 个疗程，可使哮喘症状缓解。

耳针治疗哮喘如何取穴？

哮喘发作期可刺激交感、肾上腺、肾、肺、内分泌、平喘等耳穴。此外，还有角窝中、神门、咽喉、内鼻、枕、皮质下、对屏间、口、脾、气管、支气管、肺平、耳背肺、喘点、百灵、镇静、睾丸等，可在治疗时根据病情搭配使用。

什么是压丸法？

将王不留行籽粘在 0.6 厘米 × 0.6 厘米大小的胶布中央，用镊子夹住贴在所选定的耳穴。每日自行按压 3～5 次，每次按压每穴 30～60 秒，双侧交替进行，3～6 日交换 1 次，1～2 周即可见效。

什么是艾灸法？

艾灸法是指以艾绒为燃烧材料，烧灼或熏熨体表的特定部分，起到调节脏腑、疏通经络、行气活血的作用，达到防治疾病目的的一种传统疗法。

艾灸法如何治疗支气管哮喘?

艾灸法治疗哮喘虚证的常用穴位有肺俞、膻中、膏肓、脾俞、肾俞、足三里;治疗哮喘实证的常用穴位有大椎、风门、肺俞、中脘、膻中、内关等。需要注意的是,本方法以治疗寒哮为主。

常用灸法有哪些?

(1)直接灸:将艾炷直接放置在皮肤上施灸,每穴每次 3～5 壮,隔日 1 次,5 次为 1 个疗程。

(2)隔姜灸:将艾炷放置在鲜姜片上施灸,每穴每次 3～5 壮,以皮肤潮红为度,每日 1 次,5 次为 1 个疗程。

(3)温针灸:以毫针针刺得气后,将约 1.5 厘米高的艾条插在针柄上,点燃施灸,每穴每次 3 壮,每日 1 次,5 次为 1 个疗程。若能配合拔火罐治疗,则疗效更佳。

什么是拔罐疗法?

拔罐疗法又称"吸筒疗法",在我国流传甚广,被用于治疗包括哮喘在内的多种疾病,收到了一定的效果。其优点是简便易行、适应证广、不良反应少。

拔罐疗法如何治疗支气管哮喘?

在治疗时可选取风门、肺俞、大椎、定喘、膏肓、膻中、足三里、三阴交、太溪中的几个穴位两侧同时拔火罐，每次交替使用不同穴位。治疗时的留罐时间要考虑病情、部位等因素，通常以出现皮肤局部瘀点及水泡为度，10～15 min 即可，起罐后要注意消毒，防止水疱部位感染。隔 1～2 日拔 1 次，15～20 日为 1 个疗程。

在哮喘急性发作期如何刺血拔罐法治疗？

在急性发作期还可以采用刺血拔罐法：以三棱针在风门、肺俞、膈俞 3 个穴位点刺放血，然后在放血部位拔火罐，使每个穴位的出血量达到 10 ml 左右。此法如能与针灸疗法同时配合使用则效果更为显著。

什么是鼻疗法？

鼻疗法是一种古老的中医外治疗法，在我国已有几千年的发展历史。所谓鼻疗，主要是指通过各种方式将中药制剂纳入鼻中，采用鼻腔途径给药以治疗全身性疾病的疗法。鼻疗法使用方便、作用迅速、用药量小，可作为对哮喘常规治疗方法的重要补充。

鼻疗法如何治疗哮喘？

（1）鼻塞法：以白果、麻黄各等份或巴豆霜、陈皮、姜汁适量捣碎后塞入鼻孔中。塞鼻 3～5 min，以上药物主要用于治疗寒哮。

（2）药物口罩法：将装有苍耳子、防风、薄荷、菊花、鱼腥草、藿香等中药药粉的药袋置于口罩夹层中，在遇到过敏原之前佩戴，对于预防过敏性支气管哮喘的发作有一定作用。

（3）熏鼻法：甘草、冬花、曼陀罗或款冬花、熟地黄、佛耳草卷烟，点燃吸入。

气功治疗哮喘有什么作用？

气功疗法是中医学的宝贵遗产，它对于哮喘有很好的治疗效果。长期坚持练习，在缓解期可以起到固本培元、加强抵抗力的作用，以预防哮喘发作。在发作期可以减少发作次数、缩短发作时间并使症状减轻。

按摩法如何治疗哮喘？

按摩是以中医的脏腑、经络学说为理论基础，并结合西医的解剖和病理诊断，而用手法作用于人体体表的特定部位以调节机体生理、病理状况，达到理疗目的的方法，从性质上来说，它是一种物理的治疗方法。

按摩治疗哮喘主要选取患者天突穴、膻中穴、大椎穴、定喘穴、肺俞穴等，以点按、按揉手法为主。

1. 点按天突穴

位置：颈部前正中线上，胸骨上窝凹陷的中央。

按摩方法：取坐位，用左手拇指指尖点于天突穴，指力沿胸骨柄的后缘向下按住不动 1 min，力度以不影响呼吸为宜。

2. 点按膻中穴

位置：在胸部正中线上，两乳头连线与胸骨中线的交点处。

按摩方法：取坐位或仰卧位，用右手拇指指腹或大鱼际按揉膻中穴，顺时针方向，指力由轻到重再轻，约 2 min。

3. 点按大椎穴

位置：第 7 颈椎棘突下，约与两肩峰相平，或正坐伏案，摸取颈后最高的突起之下。

按摩方法：取正坐位，用中指按揉大椎穴 20～30 次。

4. 点按定喘穴

位置：第 7 颈椎棘突下，旁开 0.5 寸。

按摩方法：取坐位，右手示指或中指指端按右侧定喘穴，左手示指或中指端按左侧定喘穴，每穴按揉 2 min，以局部有明显酸胀感为佳。

5. 按揉肺俞穴

位置：肩胛骨内侧，第 3 胸椎下旁开 1.5 寸。

按摩方法：取坐位，先用左手掌根搭于右侧肩井穴，中指指尖按定右肺俞穴，按揉 2 min，然后换右手照上法按揉左肺俞穴，揉至局部发热为度。

什么是膏方？

膏方，又称膏滋，是将单味或多味药物根据配伍组方，经多次滤汁去渣，加热浓缩，再加入辅料，如冰糖、饴糖、蜂蜜、黄酒及阿胶、龟板胶、鹿角胶等进行收膏而制成的半液体剂型。近代名医秦伯未在《膏方大全》中指出："膏方者，盖煎熬药汁成脂液，而所以营养五脏六腑之枯燥虚弱者也，故俗称膏滋药"。膏方具有扶正祛邪，抗衰延年，纠偏祛病等作用，但更多的还是应用于固本、治本，防止疾病的发生。

膏方的优点是因人而异、整体调理，兼顾人体气血阴阳、五脏六腑，可以全面平衡、调节人体状况，治养结合，药补相宜，是一种具有高级营养滋补和治疗预防综合作用的中药剂型。在改善哮喘患者亚健康状态方面，膏方独具特点。

一是针对性强，一人一方，量身定制。可根据哮喘患者不同体质、不同症状体征进行组方，体现中医独特的辨证施治、因人制宜的个体化治疗。

二是不良反应小。因为膏方是将中药饮片反复煎煮而成，虽然药味多，但平均到每天药量较小，调理时间要求比较长，是一种细水长流型的调补方法，对肝肾不良反应小。

三是预防作用明显。因为哮喘稳定期患者疾病处于稳定控制阶段，通过膏方调理可以起到改善体质、增强自身抵抗力、延缓和预防疾病发生发展的作用。

四是简便易服，口味怡人。与普通汤剂比较，膏方每次服用一汤匙，用量小而纯，可避免汤剂每天煎煮的麻烦。同时膏方辅以冰糖、饴糖、蜂蜜或木糖醇等调制收膏，缓和了中药的苦味，作为辅料的芝麻、胡桃肉等口味醇香，更使人易于接受。

膏方适应人群有哪些？

欲知膏方调理之妙，须知膏方之形成有其源也。内服的膏剂又称为膏滋，《灵枢·五癃津液别》载："五谷之津液和合而为膏者，内渗入于骨空，补益脑髓。"可见其主要以补益为主，但膏方不完全局限于滋补，其亦能起到治疗疾病的作用。最早见于《黄帝内经》，记载有豕膏、马膏，系动物的脂肪。到了明清时期，使用膏方开始增多，膏方的药味也逐渐增多。

中医学发展至今，膏方应用丰富多彩，尤其冬令欲进补者每每求膏若渴。秦伯未尝谓"膏方非单纯补剂，乃包含救偏却病之义"，揭示膏方之本。膏方包含"救偏却病"的双重作用，因病致虚、因虚致病，可用膏方；慢性、顽固性、消耗性的疾患，亦可用膏方调养，所以膏方不同于其他补药、补方，它具有补中寓治、治中寓补、补治结合、综合调理的特点。膏滋方在提高人体免疫力、抵抗疾病、调理人体内环境方面，确实有很好的作用。但膏方不是"灵丹妙药"，不是什么病吃了马上就好，也不是每个人都能够进补。中医

认为"虚则补之",即有虚证者才需要补。诸如以下人群:

（1）慢性病患者。冬季可以对慢性病患者采用边补边治的方法,以促进疾病的治疗和康复。

（2）亚健康者。现代社会中青年人的工作、生活压力和劳动强度都很大（主要为精神紧张、脑力透支）,同时不良的生活习惯也可造成人体各项正常生理功能大幅度的变化,使机体处于亚健康状态,这就非常需要适时进行整体调理。

（3）老年人。他们的各项生理功能都趋向衰退,冬令进补能增强体质和延缓衰老。

（4）女性人群。脾胃主全身元气,脾胃虚弱则元气不足,易致女性衰老。脾胃正常运转时,全身的营养不断得到补充,人的抗衰老能力、生命力随之增强,面部就会红润,皮肤就会充满光泽和弹性。

（5）儿童。对小儿可根据生长需要适当进补,尤其是有反复呼吸道感染、厌食、贫血等症的体虚患儿宜调补。

（6）疾病康复期患者。病后、手术后、出血后处于康复阶段者,包括肿瘤患者手术、化疗、放疗后。

（7）性功能减退者。"虚则补之,实则泻之",中医学非常讲究平衡,人体既有不足的一面需要补,也有冗盛的一面需要抑制。如果补得太过了,就会适得其反,破坏平衡,营养过剩,也可能产生疾病,故不可盲从。

如何根据体质进行膏方调补?

气虚体质者,表现为神疲倦怠、动则气喘、汗多、饮食无味、脉弱无力等,可以选用由人参、黄芪、茯苓、白术等中药制成的膏方。

血虚体质者,表现为面色苍白、头晕健忘、失眠少神、脉细无力等,可以选用由阿胶、熟地黄、当归、白芍等中药制成的膏方。

阴虚体质者，表现为形体瘦削、口干咽燥、渴欲饮水、手足心热、潮热盗汗等，可以选用由麦冬、沙参、龟板、枸杞子等中药制成的膏方。

阳虚体质者，表现为畏寒肢冷、性欲淡漠、尿频遗尿、腹中冷痛等，可以选用由鹿角胶、杜仲、蛤蚧、核桃仁等中药制成的膏方。

膏方既可在无病时单独服用，又可在病中与煎药同服或病后服用调养身体，以促进病后恢复健康。

膏方调补时应注意哪些?

随着现代气候的变化，气温整体偏高，人们的食品热量也偏高，能量过剩。特别是白领们通常不是营养不足的问题，而是营养过剩或者营养结构不合理，引起体内阴阳气血失去平衡的问题。因此，食用的膏方不应是滋补药材的简单堆积，而应是辨证论治，配伍讲究的大复方，膏方只要对症就是佳品，并非越贵越好。

另一方面，服用膏方前后要注意调整，为膏方吸收好创造条件。一是服用前有脾胃虚弱、寒湿困脾、肠胃湿热等情况的，或近期有急性胃肠疾病史的患者，服用膏方前需由医生给予运脾健胃、理气化湿的中药调理（即所谓"开路方"），为后续膏方的充分消化、吸收创造条件。二是在服用膏方后，如出现感冒发热、伤食腹泻、胸闷腹胀、咳嗽、咳痰等症时，应暂停服用膏方，或者及时咨询开方医生，待急症消除后再服用。同时，服膏期间宜忌生冷、油腻、辛辣、不易消化的食物，戒烟限酒，不宜饮浓茶。如膏中有人参、黄芪等补气药物时，应忌食生萝卜。在服用膏方的同时还需注意调整日常饮食，这样才能保证膏方的疗效。

膏方调补有哪些误区？

膏方是医生正确运用中医基础理论，辨体质、辨证候，综合患者情况及人文环境等各项因素，利用气象学、禀赋学及药的剂型特色，对患者统筹安排，进行个体化防病治病的一种独特的治疗手段。膏方的辨证论治常将宏观辨证与微观辨病相结合，膏方由四个部分组成，即主方、辅方、佐方、使方。如此执简驭繁，像分析每一张小方子一样，分析其主、辅、佐、使及相应的功效。每张膏方均以主方为核心而布局，以主方为向导，辨证施补，因人、因地、因时制宜。主方对主证，辅方对次证，佐方对兼症，使方引经收膏。膏方是中医辨证论治的综合体现。这就要求膏方的开出者必须具备丰富的临床经验，针对患者症状、体征，宏观辨证与微观辨病相结合，然后根据患者具体情况确定治法，因时、因地、因人完成一张个性化极强的方子。

一张膏方药不在多，价不在高，为此须注意勿入误区，譬如：

（1）膏方就是"补"，膏方离不开人参、鹿茸，膏方就是保健品。其实这些观点都没有正确理解冬令进补和膏方的作用与功能。冬令进补是中医学"天人合一"思想的具体体现，但"补"应理解为"删多余、补不足"，寓"固本清源"为一体。进补前，必须明辨虚实，以免遭受无虚滥补之殃；进补时，应先辨明虚证的不同类型，再分别选用益气、助阳、滋阴、养血的不同补药；要遵循"通补则宜，守补则谬"的原则，补而不腻、补而不滞、补而不守，补的同时要配合宣通的药物，才能无害。

（2）越贵越补。其实不然，不是越贵越补，补益之剂、补法是否得当取决于辨证是否精确，应以"胃以喜为补""莫与气血为难"，即在呵护胃气、畅通气血的前提下，制定理、法、方、药。切不可固于野山参、冬虫夏草、鹿茸、燕窝等品，不仅浪费资源，也会贻误治疗的时机。

（3）超剂量服用。有人常为求速效，每天服用几次，半个月内服完一料膏滋，希望毕其功于一役，结果多适得其反。进补宜从小剂量开始，逐步加量，缓缓图效。

（4）忽视中医辨证。辨证正确与否是疗效的关键，最好用药前调整脾胃。有以"冬天进补，来年打虎"论者，自购人参、阿胶等中药材自煎，忽略了辨证，结果服用后胸闷腹胀。有些单位为职工"谋福利"请来一两位医生，一个下午为全体员工开膏方，无非是"十全大补"加"归脾汤"或"补中益气汤"之类，不考虑处方针对性，自无疗效可言。

此外，服用膏方时还要注意忌闭门留寇。疾病的发生造外邪侵入和正气不足所致，病邪犹如寇匪，常乘虚侵入人体，故有"邪之所凑，其气必虚"的说法。当病邪侵入人体时，若先进行补虚，虚虽补了，却等于是关了门，将病邪留在体内就很难驱逐。中医学认为，应当是先将病邪祛除，再考虑进补。若先行补虚而忽视了祛邪，往往会造成病邪迁延不愈，因许多补药具有抗利尿、止泻、止汗等收敛作用，服后不利于病邪从大小便或汗孔排出。因此邪盛体虚时治疗首当祛邪，不可贸然进补；若必须进补，也应攻补同用，免犯闭门留寇之戒。

除了各种名贵中草药和膏方，日常生活中的饮食对于健康进补同样非常重要。食补是中医养生的重要组成部分，生梨、莲藕、板栗、萝卜等水果蔬菜日常饮食也"冬补"。进补要根据体质和病情辨证，俗话说："药症相符，大黄也补；药不对症，参茸也毒"，这是宝贵的经验之谈。

哮喘患者能用膏方吗？

膏方是中医药治疗的特色之一，其特点在于运用中医辨证施治整体调理，个体针对性强，可根据不同患者、不同体质特点和症状、体征而组方，充分体现了因人、因时、因地制宜的个体化、全方位辨证施治的治疗原则，使患者阴阳达到新的动态平衡，从而减少和避免疾病的发生和发展。

膏方调理注重扶正补虚，寓攻于补，攻补兼施。补益药是膏方的主要组成部分，是处方中的君药，针对脏腑虚损和阴阳气血的不足进行补益平衡，最终使人体达到阴平阳秘、气血调和、脏腑健旺的目的。膏方药性缓和持久，对于各种虚证都有独特功效，其强调整体调制，并不等同于单纯补药、补方，不仅补虚，也能疗疾。古今善用膏方的名家拟方时，往往调补与驱邪并施，以达到调整阴阳、脏腑、气血之偏盛偏衰的作用。膏方经提取浓缩后，由于充分利用了药物的功效，对慢性疾病需长期服用中药的患者来说，经济花费相应减少，而且服用方便，口感较好，便于携带和贮藏。一般哮喘患者在疾病缓解期可以请中医指导，依据个体的病程和病况正确服用膏方，以达到改善体质、增强免疫的目的。

什么时间服用膏方合适？

膏方进补，四季皆宜，但民间素有"冬令进补，来春打虎"的说法，认为服用膏滋药以冬季为佳。根据天人相应的观点，按四季"春生、夏长、秋收、冬藏"的特点，冬季是封藏的季节，《黄帝内经》中说："冬三月，此谓闭藏"，天气渐寒，人体的消化功能逐渐增强，所以冬季服用膏方进行滋补有着十分有利的先决条件，但是不必拘泥。因为一年四季，甚至一日之间阴阳之气都在变化，阴阳运动的消长平衡始终在进行当中，在生命活动当中新陈代谢是不会停止的，这就意味着每时每刻都会有消耗支出，需要及时的补充。对于久病或大病引起的体虚，特别是病情较复杂，病史较长的患者，只要能做到补而不腻，补而不滞，适合身体所需，也是可以在其他季节继续服用膏方的。

哮喘古今名方选

一、紫金丹

【来源】《本事方》。

【组成】白砒（水飞）1.5 g，淡豆豉 6 g。

【用法】依法制成小丸，如小米粒大，每次服 0.12～0.15 g（纳 5～10 丸），茶水送下。

【功效】温肺化痰，止哮定喘。

【主治】年久肺气喘急，咳嗽晨夕不得眠者。

【方解】本方有温肺化痰，止哮定喘的作用。适用于多年冷哮秋冬严重者。

白砒剧毒，服时注意剂量，且不宜多服和久服。肝脏有疾者忌用。服后如出红疹者，应停服。

二、冷哮丸

【来源】《张氏医通》。

【组成】紫菀、款冬花各 62 g，麻黄、生川乌、细辛、川椒、生白矾、炙皂角、半夏曲、陈胆南星、杏仁、甘草各 31 g。

【用法】将上药共研为细末，姜汁调六曲为丸，发病时每次服 3～6 g，生姜汤送下。

【功效】温肺涤痰。

【主治】治寒哮喘嗽，遇冷即发，顽痰结聚，胸膈痞满，气逆不得卧。

【方解】麻黄、川乌、细辛温肺涤痰；川椒温中除湿；白矾攻劫顽痰；皂角涤痰利窍；半夏、胆南星化痰降逆，杏仁、紫菀、款冬花止嗽化痰平喘；甘草调和诸药并能止嗽。诸药相合以奏温肺涤痰之效。

三、三拗汤

【来源】《和剂局方》。

【组成】杏仁 12 g，麻黄、炙甘草各 6 g。

【用法】水煎，每日 1 剂，分 2 次服。

【功效】发散风寒，止嗽平喘。

【主治】冷哮而兼风寒表证，鼻塞声重，语声不出，咳嗽喘急。

【方解】麻黄辛温，辛则入肺，温则散寒，质地体轻中空，轻轻上浮，发散风寒，宣肺平喘；杏仁苦温，专入肺经，助麻黄温散肺寒，下气定喘；甘草合麻黄，辛甘发散而解表，甘草合杏仁，止嗽化痰而利肺，诸药合用有发散风寒，止嗽平喘的作用。

四、清气化痰丸

【来源】《医方考》。

【组成】陈皮、杏仁、枳实、黄芩、瓜蒌仁、茯苓各 31 g，胆南星、制半夏各 6 g，姜汁为丸。

【用法】每次 6～9 g，温开水下，或 9～15 g 包煎。

【功效】清化热痰，下气平喘。

【主治】热哮，痰热互结，咳喘痰黄，稠厚胶黏，甚则气急呕恶，胸膈痞满，或发热，或惊悸，不得安寐，小便短赤，舌质红，舌苔黄腻，脉滑者。

【方解】黄芩、瓜蒌清热化痰，因热痰之成，由于火邪煎熬津液，故为方中主药；火因于气，气有余便是火，陈皮、枳实能行气破结；脾为生痰之源，肺为贮痰之器，故又以茯苓健脾渗湿，杏仁宣肺下气；更佐半夏、南星加强化痰之功。合而用之，确能清化热痰，下气平喘。

五、二沥饮

【来源】中医研究院冉雪峰方。

【组成】鲜苇茎 24 g，竹沥、牡荆沥、苦葶苈子、薏苡仁各 15 g，百合 12 g，紫菀、百部、冬瓜子各 9 g。

【用法】7 味同煎，冲入竹沥，分 2 次温服。

【功效】清热化痰，敛肺平喘。

【主治】治热哮如神。

【方解】葶苈子苦寒，降肺平喘；竹沥、牡荆沥甘寒，清热化痰，百合敛肺平喘；紫菀、百部止咳化痰；薏苡仁、冬瓜子渗湿除饮；鲜苇茎清热生津，润肺，化痰，即发表，且消里，亦散亦收。治热哮日久，气阴两伤，稠痰胶固，发无止时，最为有效。

六、木防己汤

【来源】《金匮要略》。

【组成】木防己、石膏各 15 g，桂枝 9 g，人参 6 g。

【用法】水煎，每日 1 剂，分 2 次服。

【功效】扶正祛邪，逐饮利窍。

【主治】痰湿阻肺，肺用受困，胸膈窒塞，哮喘不已。

【方解】本方防己，体质空松，气从中贯，专以通泄疏导为用，味辛入肺，外达肌表，下通二便。《神农本草经》曰："除邪，利大小便。"《名医别录》说："疗水肿风肿，去膀胱热伤，通腠理，利九窍。"为祛肺之痰饮为要；更用石膏以清热，人参以补虚，为伤寒论上用白虎加人参之意；更用桂枝，温通心阳而平冲逆。合为扶正去邪，逐饮利窍，肺令清肃，哮喘渐平。

七、柴葛解肌汤

【来源】《伤寒六书》。

【组成】石膏 30 g，柴胡、葛根、黄芩、芍药、桔梗各 9 g，甘草、羌活、白芷各 6 g。

【用法】水煎，每日 1 剂，分 2 次服。

【功效】辛凉解肌，清肺平喘。

【主治】风热束表，发热，头痛肢楚，鼻干目痛，喘不得卧者。

【方解】本方中葛根为君，既能解肌，又能清热；配伍柴胡、羌活、白芷轻宣解表；芍药、甘草和营泄热；再以石膏、黄芩、桔梗轻宣肺热。综合全方，为辛凉解肌，清肺平喘之剂。

八、指迷茯苓丸

【来源】《百一选方》。

【组成】茯苓 12 g，半夏、枳壳、玄明粉各 9 g。

【用法】水煎，每日 1 剂，分 2 次服。

【功效】燥湿除痰，行气软坚，平喘。

【主治】脾胃不和，痰湿内生，痰停中脘，上积于肺，因而作喘，两臂酸楚，两手疲软，脉沉而滑者。

【方解】半夏燥湿除痰，茯苓渗湿化痰，枳壳行气化痰，朴硝软坚化痰。肺为贮痰之器，脾为生痰之源，脾胃不和，则痰饮内上积于肺，肺失清肃而作喘。脾主四肢，痰饮流入四肢，肩背酸痛难举，两手疲软，误以风治，则难以取效。本方燥湿除痰，行气软坚，使痰去则喘平，痰去则臂痛手软自除，殆亦治病求本之意。

九、降气汤

【来源】《肘后方》。

【组成】桑白皮 18 g，吴茱萸 9 g，生姜 6 g。

【用法】上药加水 500 ml，黄酒 250 ml 同煎，分 2 次温服。

【功效】消痰平喘。

【主治】治卒喘便欲绝者，入口下气，万金不传。

【方解】吴茱萸温寒下气，定卒喘，《神农本草经》"谓主气，咳逆"。《名医别录》谓："主去痰冷，是平喘妙药"。《肘后方》用以为君，配桑白皮豁痰，生姜宣肺，再行以酒势，辛散入肺，则寒去金令行，痰消喘促止。《万安方》引降气汤，治气虚喘促，及大病后虚喘，予本方加五味子。

十、四磨饮

【来源】《济生方》。

【组成】槟榔、乌药各 9 g，人参 6 g，沉香粉（冲服）1.5 g。

【用法】水煎，每日 1 剂，分 2 次服。

【功效】解郁平喘。

【主治】七情气逆，上气喘急，胸膈不快，烦闷不适。

【方解】乌药调肝顺气；沉香降气平喘；槟榔破滞行气；但降气行气诸药，每易损耗正气，故用人参以益气扶正。肝郁喘闷，是由肝气横逆所致，上犯于肺则气急而喘，本方是以降气顺气治肝为本，本去，则标之喘闷者亦愈。四味亦可浓磨为水，煎三五沸，放温服，则力专效速。王又原谓："四味气味俱厚，磨汁取其味之全，煎则取其气之达。"

十一、补肾平喘汤

【来源】陈超方。

【组成】太子参、灵磁石各 30 g，炙紫苏子、广地龙、五味子、补骨脂、乌梅肉各 15 g，麦冬、陈皮、姜半夏、桃仁各 10 g，紫河车 6 g。

【用法】水煎，每日 1 剂，分 2 次服。

【功效】补肾益肺，平喘止咳化痰。

【主治】支气管哮喘，慢性喘息性支气管炎。

【方解】本方以太子参、麦冬、五味子为主，意在滋补肺肾，益气养阴。方中用太子参不用人参，以避其燥，有补肺健脾、大补元气之功；麦冬养阴润肺，益胃生津；五味子酸温，入肺肾二经，有敛肺滋肾，生津收汗涩精之功，孙思邈称其"在上可滋源，在下则补肾"，实为肺肾双补之要药，用于虚喘尤为适宜；太子参、麦冬又有补脾胃之力，以滋气血之源；陈皮、姜半夏理气止咳化痰，斡旋中焦；炙紫苏子降气定喘消痰；广地龙活血通络，解痉止喘，现代药理研究其有效成分有显著舒张支气管的作用；乌梅酸甘温，入肺肾二经，治久咳，可以纳肺之气，《本草经原》谓有"引气归元"之功，故此能收肺气、纳肾气；紫河车大补元气，补而不燥，可阴阳双补，《本草经疏》称此药"大补而不燥，有返本归原之功"；磁石辛咸而平，入肺肾二经，可纳气平喘；补骨脂辛温，入肾助阳，使肾水不寒，蒸腾气化，肺水得荫，对于肾虚咳喘，历代医家均喜用之；桃仁活血化瘀，润肠通便，能使肺之脉通畅，补中有通之意。全方以补肾为主，兼顾脾胃，阴阳双补，有化痰理气、行血活血、止咳平喘、通畅脉络之效，且性味平和，温而不燥，滋而不腻，适于较长期服用。

【加减】阴虚者，加生地黄、玄参；阳虚者，加制附片、肉桂；气虚者，加黄芪、白术、玉竹；血虚者，加阿胶、当归；血瘀者，加丹参、川芎、赤芍；心悸者，加酸枣仁、生龙骨、生牡蛎、柏子仁；水肿者，加茯苓、薏苡仁、车前子、葶苈子；喘甚者，加洋金花、蛤蚧；咳甚者，加瓜蒌仁、川贝母；发热者，加柴胡、黄芩、生石膏、鱼腥草、金银花、连翘。

十二、解表化痰平喘汤

【来源】邵经明方。

【组成】炙麻黄 9 g，杏仁 9 g，桂枝 9 g，陈皮 9 g，半夏 9 g，炙紫苏子9 g，炙甘草 6 g。

【用法】水煎，每日 1 剂，分 2 次服，以喘平为期。

【功效】温散解表，理气降逆，化痰平喘。

【主治】哮喘，凡外感风寒或痰饮所致者，包括支气管哮喘、喘息性支气管炎。

【方解】哮与喘多分别论述。《东医宝鉴》指出："呼吸气促谓之喘，喉中有声者谓之哮……哮即痰喘甚而常发者。"从而说明，哮可兼喘，而喘不一定兼哮。据临床观察，哮与喘的临床表现都没有离开呼吸系统的呼吸急促，故现多合称之为哮喘。本方所主治之哮喘，为临床最常见者。其病因多为外感风寒，侵袭于肺，内伏痰饮上逆，壅塞气道，故出观喉中痰鸣，呼吸急促，难以平卧。治疗用麻黄、杏仁、桂枝为君，温散寒邪以解表，可使肺气得以宣通：内伏痰饮，故用陈皮、半夏、茯苓为臣以消痰化饮，佐甘草可增强祛痰和中健脾之力，加炙紫苏子为使，其有助陈皮、半夏理气降逆化痰之功。

本方具有温散解表、理气降逆、化痰平喘之作用和配伍相得益彰之妙。

【加减】内有痰火，微感外邪，症见微恶寒，身壮热，痰稠色黄，吐之不利，舌苔干燥或色黄，脉数或滑者，此乃寒束痰火之哮喘，本方减去桂枝、炙紫苏子，加知母、贝母、生石膏以清热利痰平喘。如病程较长，损及于脾，健运失司，化生痰饮，上注于肺，阻塞气道，喉中痰鸣，舌苔白或腻，脉象缓弱，此乃脾虚痰湿所致，治疗宜遵李士材所说"治痰不理脾胃非其治也"。本方应加党参、白术补中健脾；寒甚加干姜温化痰湿，喘可自平。年老病久，肾虚失纳。下元不固，动则即喘，登高加剧，此乃肾不纳气之虚喘，本方慎用，改服都气丸或麦味地黄丸。肾阳虚者可服金匮肾气丸，坚持长期服用，缓缓图之。此类方药具有益肾气，固下元，壮水益火，治疗虚喘的作用。

十三、清肺化痰汤

【来源】郭中元方。

【组成】板蓝根、芦根各 20 g，鱼腥草 15 g，玄参、炙紫菀各 12 g，黄芩、浙贝母、橘红、天竹黄、炒杏仁、白前、甘草各 10 g。

【用法】加水煎服。轻者，日服 1 剂，早晚 2 次分服；重者，日服 2 剂，分 4～6 次服完。

【功效】清热化痰，降逆止咳。

【主治】温邪犯肺所致的咳喘（风湿、春温、冬温）。

【方解】本方系从《千金方》苇茎汤、《温病条辨》桑菊饮、《清太医院配方》太极丸等方化裁制成。方中以芦根、板蓝根、天竹黄 3 药为君。芦根性味甘寒，清肺胃之热，生津止渴，并能透邪外出；板蓝根性味苦寒，功能清热解毒，近代药理实验研究证实其对多种革兰阴性、阳性细菌及流感病毒均有抑制作用；天竹黄性味甘寒，为清热化痰要药，对于痰热壅盛的喘咳尤为擅长，故用此 3 药为君。辅以黄芩、玄参、鱼腥草清肺泻火；紫菀、杏仁、白前降逆止咳；浙贝母清热化痰，橘红理气化痰，甘草泻火和中。全方用药以清热化痰为主，佐以降气止咳之品。邪热得清，肺金清肃，气机通畅，咳喘自宁，故适用于温邪犯肺之咳喘。随症加减得当，常获卓效。

【加减】病初起具有表证者，应根据发热情况酌加解表药，使邪从外解。如发热轻、微恶风寒、有汗者，加薄荷、蝉蜕、荆芥穗，疏风解表；如发热较重、少汗、口苦者，加柴胡、葛根，发表解肌；如连日阴雨，天气潮湿，表为湿郁，热虽不甚，但肢体酸困拘急者，加浮萍、桑枝，解表祛湿；邪入气分后，高热汗出而热不解者，加生石膏、知母、金银花，清气透热；热痰壅肺，高热喘促者，加生石膏、麻黄清热宣肺平喘；如患者汗多或平素肝阳上亢不宜使用麻黄，加地龙、桑白皮，泻肺平喘；热邪灼液痰稠不易咳出者，加桔梗、海浮石，祛痰软坚；热邪伤津，口干欲饮者，加天花粉、麦冬，生津润肺；如肺移热于大肠，肠腑热结，大便数日不通者，加大黄、玄明粉、瓜蒌，泄热通便。肺与大肠相表里，腑结通，热得外泄，肺热亦常随之减轻。

十四、温阳补肾平喘汤

【来源】汪新家方。

【组成】熟附片（先煎）、白芍、茯苓、白术各12 g，五味子、生姜、桂枝、杏仁各10 g，细辛、甘草各6 g。

【用法】将药放入砂罐内，加水没过药面浸泡20 min（附片另包先煎15 min，再与诸药同煎），用文火煎3次，头煎沸15 min，二煎沸20 min，三煎沸后30 min，将3煎药滤出混匀分3次服用，每日1剂。

【功效】温补脾肾，平喘止咳。

【主治】脾肾阳虚喘咳证。长期喘咳，秋冬发作，喘息动时明显，咳嗽痰多清稀，畏寒四肢不温或重痛或水肿，小便不利或清长，口干不欲饮，苔白润舌胖嫩，脉弦滑或沉细者。

【方解】由于患者长期反复久咳或其他疾病导致脾肾阳虚不能运化水湿，形成病理产物即痰饮，而痰饮又成为咳喘之因，如此反复循环，致使三焦功能失职，则喘息咳嗽痰多、水肿、畏寒肢冷诸症作矣。故用真武汤温阳利水，苓桂术甘汤健脾燥湿，苓甘五味姜辛汤温肺化饮，3方合用，使肺脾肾之饮、痰、水得消，咳逆止而喘息平。尤妙在杏、芍、草3物的调和作用，杏仁苦降，芍药酸收，既可平喘又可制附片及桂、姜、辛之温热辛散；芍药、甘草酸甘化阴，可防桂、姜、附补阳之太过，共奏阴阳和合、肺脾肾生理功能协调之效。

【加减】便溏则生姜易干姜；动则喘甚者加党参15 g；手足转温、小便正常后，可用六君子汤加姜、辛、味调理。

十五、泻肺止咳汤

【来源】陶克文方。

【组成】南沙参、法半夏、麦冬、炙紫苏子、紫菀、款冬花、葶苈子、茯苓各15 g，苏梗、杏仁、厚朴、桔梗、浙贝母各10 g，甘草6 g。

【用法】先将药物用冷水浸泡半小时，水煎3次，每次文火煎半小时，3次药汁混匀，共约300 ml，分3次空腹或饭后半小时温服。

【功效】泻肺平喘，祛痰止咳。

【主治】中老年人肺、脾、肾气阴两虚，痰涎壅肺之咳喘。包括慢性支气管炎及哮喘、肺气肿、肺源性心脏病等病变过程中出现的咳嗽、喘促、气短、背部烘热、口干不欲饮、痰多泡沫、或黄稠或胶黏咳唾不利，甚则颜面、下肢水肿、口唇发绀、喘促不能平卧、舌质淡红或暗红、苔黄腻或灰白、脉弦数或弦滑或细小或结代。

【方解】本方由《金匮要略》麦门冬汤、葶苈大枣泻肺汤和半夏厚朴汤三方加减组成。方中葶苈子善于泻肺平喘；炙紫苏子、杏仁、紫菀、款冬花温润降气平喘，化痰止咳；浙贝母清肺化痰止咳；厚朴、苏梗宽胸除满消痰涎；半夏、茯苓、甘草健脾燥湿，以绝生痰之源；桔梗开宣肺气，利咽祛痰，且与上述降气药相反相成，使肺气宣降正常，则气道通畅，水道通调，咳喘自平；本证患者病程往往较长，肺脾肾皆虚，且常出现化热伤津之势，故用南沙参、麦冬益气养阴。以上诸药相配，祛邪顾正，升降相因，共奏泻肺平喘、祛痰止咳之功。本方乃针对痰涎壅肺之咳喘而设，故去壅塞助湿之大枣和辛散伤阴之生姜。

本方毕竟为祛痰止咳"治标"之法，一旦痰祛喘咳平息之后，尚须进一步补肾、健脾、养肺以培养根本。六君子汤、参麦地黄汤、七味都气丸、生脉散等，均可酌情配服，以巩固疗效。

【加减】若喘甚加蜜炙麻黄；热甚痰黄稠加桑白皮、黄芩、生海蛤壳；津伤口渴加芦根、石斛、川贝粉；纳差加谷麦芽；形寒肢冷、痰味咸加干姜、细辛、五味子；水肿加泽泻、生牡蛎；舌暗唇绀加丹参、郁金。

十六、加味苇茎汤

【来源】陈亦人方。

【组成】干芦根 20 g，石韦 15 g，炒薏苡仁、冬瓜子仁、海浮石、桃仁、杏仁、炙枇杷叶各 10 g。

【用法】水煎，每日 1 剂，分 2 次服。

【功效】清化痰热，肃肺定喘。

【主治】慢性支气管炎、肺炎、喘息性支气管炎等属痰热蕴肺、肺失清肃者。

【方解】肺乃清虚之脏，其外合皮毛，内为五脏华盖。或因外感，或因内伤，皆可影响肺之宣肃，令津气不能散布，聚而为痰；痰气久聚不消，郁久则易于化热；痰阻则气道不畅，热甚则肺金受灼；肺气不清则逆而上冲，咳、喘、哮证作矣。其根源在"痰"与"热"，故清热与化痰为治疗中不可偏废的两大法门。苇茎汤为《千金方》治肺病名方，为痰热瘀血壅积于肺而设。方中以苇茎（现多用干芦根）清肺泄热；冬瓜子仁祛痰排脓；薏苡仁清热利湿；桃仁活血祛瘀。综观全方，虽配伍严谨，然偏于消肺痈为主，其清化痰热之力则逊。陈氏为使其清化痰热、肃降肺气之力更著，因更于方中伍入苦杏仁、炙枇杷叶、海浮石、石韦 4 味。

苦杏仁苦平泄降，专主泄降肺气，与枇杷叶相伍则相得益彰。海浮石乃江海间细砂水沫凝聚日久结成。入药以海中产者为佳，以其质轻，因此中医以为诸石皆沉唯此石独浮；其色白入肺，性味咸寒。故朱震亨说能"清金降火……化老痰"。《本草正》亦说其"清热痰……止痰咳喘急"。石韦乃治淋浊要药，陈氏经验，以其配杏仁则清肺化痰、降肺气之功卓著，临床每每配成药对使用，治疗痰热阻肺的病证。因此，于苇茎汤中加入降肺气、清化痰热之品各2味则清化肃降之功更著，与千金苇茎汤相较，其功更胜一筹，所治病证亦不止于肺痈，凡一切痰热闭肺而致肺失宣降者皆可用之。

【加减】若因痰热久羁、肺阴损伤者，则可在原方基础上伍入沙参、麦冬等，以养其阴；方中亦可伍用大剂生芦根，以发挥其清热生津之效；痰热久伏，肺气耗伤，则又宜伍入生黄芪，一则补其不足之气，一则可冀其托邪外出。

十七、阳和平喘汤

【来源】胡翘武方。

【组成】熟地黄、紫石英各30 g，淫羊藿、鹿角片各20 g，当归、桃仁各10 g，麻黄、白芥子各6 g，五味子4 g，肉桂3 g。

【用法】水煎，每日1剂，分2次服。

【功效】温肾纳气，化痰调营。

【主治】慢性气管炎、喘息性支气管炎、肺气肿属肾督虚冷，痰瘀凝滞而致咳喘经久不已者。

【方解】咳喘之证不离乎肺，缠绵经久，无不由气及血而瘀阻脉络。肺络瘀阻，宣肃通调乏权，津难化气悉变痰浊，与瘀血为祟，互结一体，阻塞气道，影响气体出入，咳喘益甚而重笃难以向愈也。气主于肺而根于肾，且肺肾又为金水相生之脏，经久咳喘又无不虚体害正，穷必归肾，伤及下元，损及气根，气体吐纳失节，此咳喘又不止于肺也。故老慢支患者无不为痰壅络阻于上，元精内夺于下。肺肾同病，虚实相因诚为其必然也。考王洪绪《外科全生集》之阳和汤具温阳补虚、散寒通滞之用，虽为阴疽效方，但从其组方配伍观之，于肾督阳虚、寒痰凝滞之咳喘，有补虚泻实上下同疗之意。然化痰调营尚嫌不足，温纳肾气也需增添。

本方以熟地黄、鹿角片、淫羊藿、肉桂温养肾督峻补下元；易鹿角胶为鹿角片者，以胶者凝滞有助痰浊之弊。鹿角除秉温补肾督功用外，更具活血通络散滞之用，与熟地黄相伍，温补精血，可减少胶、地同用黏滞碍膈之嫌；淫羊藿补肾壮阳；肉桂温养命火；紫石英质重色赤，性味甘温，功擅温养下元，主咳逆痰喘，与五味子配用镇涩之力更显，合此六味温而不燥，补而不腻，即摄纳又重镇，为补虚填精求本培元之道；当归养血活血，更具"主咳逆上气"之用；桃仁破血行瘀，是"止咳逆上气"的佳品，以此合鹿角片、紫石英，既渊营通络，又止咳、平喘，皆一药而二得其用之品，为咳喘由气及血，络脉瘀阻不可缺如之味也；白芥子利气豁痰，皂角滑痰通窍，皆辛温入肺之品，为寒痰壅肺痹阻气道首选之药；麻黄宣闭通滞止咳平喘，与五味子对药，又可一开一合，启闭肺气。且肺金得肾督之温养，治节宣肃之职有复，协同麻黄、五味子，更利气体出纳，痰浊排送。全方虚实补泻得宜，肺肾上下同疗，为下元虚寒、肺金痰瘀咳喘之良方。

阳和平喘汤为胡氏在长期咳喘病症诊治中，精炼而成之效方。紧扣久病入络，穷必归肾的发病机制，在阳和汤基础上去炮姜、甘草中守之味，增补肾镇纳、化痰和营之品，寓泻实于补虚之中，辅通络二痰之内；补虚泻实各得其宜，上下同疗互不扞格，在扶正祛邪之中，旨在恢复肺之气道通畅，络脉流运，俾治节宣肃复司，咳喘顽证虽不能彻底治愈，也可减轻过半矣。

【加减】阳虚及阴者，去肉桂，加山药20 g，山茱萸10 g；寒痰化热者，去白芥子，加葶苈子10 g，泽漆15 g；气急喘甚者，加炙紫苏子10 g，沉香（后下）3 g；大便秘结者，加肉苁蓉20 g，紫菀20 g；胃脘痞满，纳后不馨者，加砂仁6 g，谷芽、麦芽各30 g；痰浊消减者，去白芥子、皂角，加橘红10 g，茯苓20 g。

十八、哮喘夏治方

【来源】赵清理方。

【组成】炙枇杷叶、炙款冬花各15 g，党参、白术、茯苓各12 g，制附子、陈皮各 9 g，半夏 7.5 g，甘草 3 g。

【用法】水煎，每日 1 剂，分 2 次温服。或用汤剂 7 倍之量（其中枇杷叶为 10 倍之量），文火共煎，过滤取汁，再加蜂蜜适量。煎熬至浓稠为度，装瓶贮存。每次 3 ～ 4 匙，每日 3 次，开水冲服。自夏至后开始服用，每月服 10 天，连服 3 个月。若病重者可适当增加服药天数，如此坚持 2 年以上即可见效。

【功能】培补脾肾，化痰利肺。

【主治】支气管哮喘及喘息性支气管炎缓解期，预防发作。

【方解】本方是根据《黄帝内经》"春夏养阳"之旨，针对本病肺、脾、肾三脏功能失调，水湿成痰阻塞肺窍，遇冷引发的基本病机，采用冬病夏治之法，从脾肾之本着眼，以药物之温热合夏时之阳气，补脾土，益命门，从而达到预防本病发作的目的。方中四君健脾补中，以杜生痰之源；二陈燥湿化痰，以廓贮痰之器；又用炙枇杷叶上可清肺、肃肺以化痰止咳，中可清胃降胃以涤痰化浊，量大功专，又不碍补脾培肾；更配款冬花辛温润肺，下气化痰，诚有柔肺金而行治节，澄浊气而廓中州之功；附子温煦肾中真阳，药物之温与天时之阳相合，肾阳最易恢复，机体阳气充盛，便可蒸腾气化，以免水湿停聚为痰之患；其用蜂蜜，取其滋肺于温补之中，扶下于祛邪之先。合之，俾脾肾得温，正气得复，痰源去除，肺获清肃，既防咳喘于未发，又澄本溯源以堵截，纵遇寒冬，其病自安。

【加减】若见咳吐白痰而量多者，可加炙白芥子 9 g；若见咳痰黄稠者，去附子，加石膏 12 g，鱼腥草 10 g；若见五心烦热，舌红咽干阴亏虚者，去附子，加沙参 9 g，生地黄 9 g，牡丹皮 6 g。

十九、哮喘方

【来源】魏稼方。

【组成】一组穴：定喘、膻中、丰隆；二组穴：膏肓、紫宫、关元。

【功效】止咳、祛痰、固本、平喘。

【用法】以上二组穴轮流埋注羊肠线，每10～15日1次，6次为1个疗程。取0号或1号铬制医用羊肠线，剪成1厘米长，置75%酒精中浸泡，再取7～9号埋线针头，并以平尖而大小长短适度之针芯，插入针管内备用。用时将针芯抽退约1厘米，针管尖端插入肠线，持针刺入穴内，达预定深度角度，再将针芯向前推进，肠线即埋入肌肉层，再出针。

【主治】支气管哮喘等。

【方解】定喘穴善于祛痰平喘；膻中乃气会穴，长于宣降肺气：加丰隆和调脾胃二经，使脾气散精，水液不致阻凝为痰，为治本之法。至于膏肓，能调补肺气，用于病程长，体质虚弱患者更宜；紫宫一穴，在胸骨正中线上，平第二肋间隙，善治咳喘胸痛诸症，与膻中轮用，有相辅相成之功；关元穴系补肾要穴，宋代医家窦材每灸此穴温补肾阳屡效。哮喘日久，肾阳多虚，加上"发时治肺，平时治肾"，又是治疗哮喘的两大原则，故多用之。

【加减】痰瘀伏肺，有唇舌紫黯，脉涩等临床表现者，加取尺泽穴埋放10毫米左右（体虚者减量），每周1次。过敏明显，兼常发荨麻疹者，可于上穴加拔罐法。胸背部痛点明显，可选其最敏感的两三处施术。沉寒痼冷突出者，可改用化脓灸。

穴位埋线，为20世纪60年代兴起的一种疗法，还用于治疗胃及十二指肠溃疡，腰腿痛，痿证，癫狂，痫证等，其治疗机制尚待探讨。此法不仅可减少患者频繁就诊的麻烦与痛苦，且由于它是一种较强而持久的刺激，可替代长时间留针，故疗效也有独到之处，尤适用于哮喘呈持续状态，易反复发作且难于控制的患者。20世纪70年代，魏稼在突尼斯应诊期间，曾用此法治疗了大量支气管哮喘的患者，疗效甚佳。近年又倡导"无创痛针灸"，改用白芥子、斑蝥等研末，胶布贴敷穴上，对一些埋线疗效不佳者，亦有补不足之功。

二十、宁尔咳

【来源】滕宣光方。

【组成】桑白皮、炙枇杷叶、百合、白前各 10 g，黄芩、炙紫苏子、杏仁、葶苈子、天竹黄各 6 g。

【用法】将药用清水 300 ml 浸泡半小时，微火煎沸 20 min 倾出药汤，再加水 200 ml，煎煮 15 min，两煎药汤合并约 100 ml，日分 3 次温服。

【功效】清热化痰，止咳平喘。

【主治】支气管炎、肺炎、喘息性气管炎，属痰热蕴肺，咳喘气促，痰黏难出，肺失宣降者。

【方解】咳嗽是小儿常见多发病，虽为小恙，却难速愈。肺为娇脏，上连咽喉，外通毛窍，毒邪上受，风邪入侵，闭郁肺气而化热，热灼津而为痰，致肺失宣降令人咳嗽。每见小儿咳嗽，迭声连起，痰阻气道，咳嗽气促。余数十年来，潜心钻研，反复实践，据肺功能宣清肃降的原理，制定了两种类型的方剂，命名为宁尔咳、康尔嗽。

宁尔咳，为治痰热蕴肺属实证热证而设。用黄芩、桑白皮清肺泻热，热除肺气得安。吴鞠通认为，小儿久嗽不愈者，多因桑白皮、地骨皮，使伏陷之邪无法上出。《本草纲目》载："桑皮甘寒无毒，治肺气喘满，消痰止渴"。滕宣光屡用桑白皮，未见弊端，且止咳效果颇佳。杏仁宣降肺气，治咳行痰；炙紫苏子、葶苈子降气除痰定喘，白前降肺气而消痰；痰热蕴久必然伤阴，加用百合、枇杷叶润肺止咳，防患在前，以阻伤阴之势。

本方在痰热俱盛时，不可增用麦冬、生地黄之类药物，以免腻痰。

【加减】小儿咳嗽每多兼证，烦急躁扰者，肺热及心，加用栀子泻心清热；大便秘结者，加用瓜蒌止嗽清痰，宽肠润便；咳嗽引吐者，热及于胃，加用竹茹清肺凉胃；食欲减少者，加用炒莱菔子消食化痰；夜咳重者为血热，加用茅根凉血清肺。

二十一、加味三拗汤

【来源】吕靖中方。

【组成】麻黄 3 g，杏仁 6 g，防风 6 g，茶叶 2 g，甘草 3 g。

【用法】水煎，每日1剂，分2次服。

【功效】宣肺平喘。

【主治】小儿感受风寒，发热或无热，喘促气粗，张口抬肩，舌质淡，苔薄白，脉浮紧。

【方解】本方由三拗汤加防风、茶叶而成。方中用麻黄宣肺平喘，用杏仁止咳平喘，配防风辛开解表，使风寒外散，逆气得以平复；配茶叶清心肃肺，正与肺主清肃合拍；用甘草调和诸药，缓麻黄剽悍之性，使之无过汗伤正之弊。诸药合用，共奏宣肺平喘之功，使逆气得以平复而收表解喘定之效。

【加减】喘甚者，加炙紫苏子、前胡降气平喘；痰多者，加半夏、橘红降逆化痰；胸闷者，加枳壳、桔梗、苏梗理气宽胸。

二十二、加味定喘汤

【来源】陈景河方。

【组成】葶苈子（布包煎）50 g，炒白果仁、款冬花、党参各30 g，黄芪、黄芩各20 g，法半夏15 g，白芥子、紫菀、桑白皮、杏仁、炙紫苏子各10 g，蜜麻黄6 g，大枣10枚。

【用法】水煎，每日1剂，分2次服。

【功效】宣肺降气，化痰平喘。

【主治】喘息性支气管炎、慢性支气管炎久咳、哮喘及隐匿性哮喘等。

【方解】本方由定喘汤加葶苈大枣泻肺汤及白芥子、党参、黄芪、紫菀等组成，故名为加味定喘汤。原定喘汤主治素有痰热，外感风寒，肺失宣降之哮喘偏实证者，本方加党参、黄芪亦适用于哮喘偏虚者。临床上一些久嗽或哮喘不愈者，其主要问题在于痰，特点是痰黏难以咳出，患者诉说痰堵在咽喉部咳不出，或痰黏在气管的下部位置很深，患者无力咳出，用多种抗生素或排痰药均解决不了这一问题。近年咳嗽患者非常多见，且久嗽不愈，甚至一些患者咳嗽伴有气喘，临床中运用加味定喘汤取得了较好的疗效，尤其加用葶苈大枣泻肺汤及白芥子后，患者痰量明显减少，因而咳嗽减轻。方中蜜麻黄宣肺平喘，解表散邪，白果敛肺定喘祛痰止咳，两药合用，一散一收共为君药。杏仁、炙紫苏子、款冬花、半夏、紫菀、白芥子降气平喘，化痰止咳，协助上药加强平喘祛痰之力；党参、黄芪补气，防葶苈子泻肺水伤正气，共为臣药。桑白皮、黄芩清泄肺热，止咳平喘，葶苈子为泻肺行水、清热平喘之要药，共为佐药，李时珍有"肺中水气满急者，非此不能除"之说。大枣和中，扶正而兼调诸药。诸药合用，共奏宣肺降气、止咳平喘、化痰利咽之功。定喘汤加上葶苈大枣泻肺汤及党参、黄芪后，无论治疗实性咳喘，还是治疗虚性咳喘，效果都令人十分满意。

二十三、加味杏参散

【来源】朱良春方。

【功效】益气通脉，宣通肺络，泄化痰浊。

【组成】紫石英、紫河车各 24 g，桃仁、远志、核桃肉各 18 g，桑白皮 12 g，蛤蚧粉 12 g，人参、苦杏仁、补骨脂各 10 g。

【用法】水煎，每日 1 剂，分 2 次服。

【主治】心痹即风心病之咳喘，心源性哮喘等。

【方解】本方"治上气喘满，倚息不能卧"，由苦杏仁、桃仁、桑白皮、人参组成。立方之妙，在于配桃仁，宣肺行瘀；苦杏仁配桑白皮，下气平喘，兼能利水，实为匡正祛邪，标本兼顾之良方。朱氏用此方，颇为应手。若药后气仍未纳，喘仍未平者，宜酌加紫石英、远志、紫河车、补骨脂、核桃肉等通心肾、填下元之品；剧者更加蛤蚧粉 2 g 分吞，以增强温肾纳气之功，可获效机。

朱氏认为，心痹相似于风湿性心脏病，系风寒湿之邪内舍于心，致使心体残损，心脉痹闭而出现的一种病证。《素问·痹论》说："心痹者，脉不通，烦则心下鼓，暴上气而喘，嗌干善噫，厥气上则恐。""脉不通"是明确指出心脉痹闭，而心脉瘀阻，脉道不利。"烦"是心烦不宁。"心下鼓"是形容心悸怔忡较剧，如擂鼓之振动。心气上冲，与肺气相触，以致"暴上气而喘"，难以平卧。由于手少阴心之脉上夹咽喉，同时，因为张口喘促，故常见"嗌干"。《素问·宣明五气篇》说："五气所病，心为噫。"由于胸中气结，故每借长太息以伸出之，而善噫也。至于"厥气上则恐"，马莳注释为"逆气上乘于心，神气不足，神弱则惧凌，故为恐也"。这具体地提示了它的主要病机是心脉瘀阻，是"风心病"而出现心力衰竭的生动描述。此证之临床表现较为复杂，可从痹痛、心悸、怔忡、喘咳、肿胀诸证中找到有关资料。兹就此病常见的咳喘、咯血、心悸、痹痛、水肿等证候的诊治，敬陈管见。心肺同居上焦，心痹之咳喘，则系心脉瘀阻，气血运行不畅，上焦壅遏，导致肺脏瘀血，宣肃失职，痰瘀夹水气逗留，致肺无以朝百脉而使然。《素问·平人气象论》："颈脉动，喘疾咳，曰水。"王冰注释："水气上溢，则肺被热蒸，阳气上逆，故颈脉盛鼓而咳喘也。颈脉谓耳下及结喉旁人迎脉者也。"即颈动脉也。心痹之咳逆喘促，虽表现为肺金之失肃，实系心体伤残，正气虚损，心气怫逆之故。《景岳全书》："虚喘者，慌张气怯，声低息短，惶惶然若气欲断，提之若不能升，吞之若不能及，劳动则甚。"是风心病咳喘的生动写照。故其证治拘泥常法则不效，必须益心通脉，参用宣通肺络，泄化痰瘀，始可奏效。考其对证方药，则以《三因极一病证方论·喘脉证治》所列杏参散较为合拍。

二十四、姜子平喘汤

【来源】《医学存心录》。

【组成】炙紫苏子 10 g，莱菔子 3～5 g，白芥子 3～5 g，干姜 1.5～3 g，大枣 3 枚。

【用法】每日 1 剂，水煎取汁 20～50 ml，1 次服。

【功效】温肺化饮，降气平喘。

【主治】用于寒喘。寒喘因外感寒邪伤于肺气，加之痰阻气道，肺失肃降，其气上逆所致，治当温肺化痰降逆平喘。

【方解】本方中干姜性味辛温能散能守，善"治胸痛，咳逆上气……消痰下气"。清代吴仪洛《本草从新》更为明确指出，干姜能"利肺气而治寒咳"。

《伤寒论》方小青龙汤中，即运用干姜温肺化饮，以平喘逆。炙紫苏子、莱菔子、白芥子为三子养亲汤，功专化痰消滞，顺气降逆，加大枣（甘温）以缓姜及三子之性，与姜合用（名姜枣汤或姜枣饮），又疏风散寒，调和营卫之用。

【加减】如有恶寒发热风寒外感证，可酌加辛温解表药。

二十五、截喘加减方

【来源】姜春华方。

【组成】鼠曲草、全瓜蒌、荞麦根、合欢皮、老鹳草各 15 g，旋覆花、五味子、防风各 9 g。

【用法】水煎，每日 1 剂，分 2 次服。

【功效】截喘降逆。

【主治】用于治疗急、慢性支气管炎及哮喘。

【方解】旋覆花有平喘降逆作用；五味子是味强壮药，又有镇咳祛痰的作用；鼠曲草止咳化痰；全瓜蒌与野荞麦根抗菌消炎，止咳平喘为辅药；防风有抑菌抗过敏作用；合欢皮有调节自主神能素乱的作用；老鹳草能祛痰，扩张支气管。

【加减】气虚者，加黄芪 30 g，党参 15 g；阴虚者，加生地黄、熟地黄各 15 g；痰多者，加半夏、浙贝母各 10 g；干咳者，加玄参、麦冬各 10 g；热重者，加竹沥、石膏各 30 g，黄芩、广地龙各 10 g；寒重者，加附子 10 g，肉桂 5 g；湿重者，川厚朴 9 g，半夏 9 g；痰不易咳出者，加白芥子、炙远志各 6 g；动则喘甚者，加补骨脂、核桃肉各 9 g。

二十六、肺肾咳喘方

【来源】孟澍江方。

【组成】熟地黄 12 g，茯苓 10 g，杏仁、法半夏、当归各 9 g，陈皮 6 g，麻黄 4 g，甘草 3 g。

【用法】每日 1 剂，水煎，分 2 次服。

【功效】宣肺化痰，止咳平喘，补益肺肾。

【主治】用于咳逆气喘，肺肾两虚、虚实夹杂的慢性支气管炎、肺气肿。

【方解】慢性支气管炎、肺气肿等病属中医学"咳喘"范畴，多因肺肾不足而痰湿内盛，并每因感受新邪而诱发。所以往往呈表里兼病、虚实夹杂之证。古人有平时治肾、发时治肺之说。对本病证的治疗，投用一般的止咳化痰平喘之剂，虽可取得一时之效，但效果总难令人满意。本方乃从张景岳金水六君煎化裁而来。方中用麻黄、杏仁宣肺化痰，且麻黄又有开肺疏表定喘之功；又用半夏、陈皮理气化痰，使气顺而痰降；茯苓可健脾化湿，以痰由脾虚而生，又为湿之化，所以用之既可健脾以杜生痰之源，又可祛湿以化痰，与半夏、陈皮相伍，即是二陈汤；方中配伍当归以和血，熟地黄以补肾纳气而平喘。该证患者，舌苔多表现为厚腻或水滑，故甚少投用当归、熟地黄等滋腻之品。本方之妙就在于用归、地以治咳喘发生之本，且方中已配伍了理气化痰的二陈汤，所以无滋腻阻滞气机之弊，而二陈汤得当归、熟地黄也可减少温燥伤津之弊。本方在临床上治疗屡治无效的慢性咳喘病，往往能取得较好的效果，并无滋腻恋邪之虞，特别是在入冬之时病将发前坚持服用，每可使病情大为减轻。

【加减】如兼发热者，加鱼腥草 20 g，金银花藤 18 g；如兼喉中痰鸣似水鸡声者，可加射干 9 g；如痰稀而白者，可加干姜 2 g，五味子 3 g，细辛 2 g。

二十七、银花乌梅紫菀汤

【来源】刘弼臣方。

【组成】紫石英 15 g，金银花、乌梅、紫菀、五味子、钩藤、广地龙各 10 g。

【用法】每日 1 剂，水煎，分 2 次服。

【功效】清肺化痰，降逆平喘。

【主治】小儿哮喘症。

【方解】方中既有金银花、紫菀的疏散肺中邪热，又有乌梅、五味子酸涩，以敛肺气，可防肺气耗散，使邪散而不损肺气。方中金银花、广地龙性寒凉，紫菀、五味子、紫石英性属温，可谓寒热并用；久病入络，故用钩藤、广地龙以通络平喘。药仅7味，配伍严谨，选药精当，共奏清肺化痰、降逆平喘之功。

应用银花乌梅紫菀汤须在辨证论治的基础上，根据患儿不同的病情，分别配合以"宣肺解表、通腑降气、健脾补肾、通窍利咽"等法，灵活运用。

在哮喘发作期，热喘者，可与麻杏石甘汤、泻白散合用，痰多色黄加炙紫苏子、莱菔子、葶苈子、黄芩等；寒喘者，可与小青龙汤合用，痰清色白质稀者，加陈皮、半夏、茯苓等药；哮喘因于肺失肃降，大便秘结者，加大黄、芒硝、莱菔子等药；哮喘缓解期，肺脾两虚者，如面色萎黄，神疲乏力，舌淡苔白，可加太子参、黄芪、白术、茯苓、炙甘草等药；痰多色白者，加陈皮、半夏、枳壳；纳差者，加焦三仙、鸡内金、香稻芽；舌体瘦、质红，苔剥脱，脉细为气阴不足者，可加麦冬、玉竹等药；纳差者，可加炒谷芽、炒麦芽、生山楂。阴虚内热，迫汗外出者，可与当归六黄汤合用；肾虚喘甚者，可与麦味地黄丸合用，有补中寓散，散中寓补之意。

刘弼臣认为，调肺大法，既有宣通升降之异，又有散敛补泻之殊。哮喘每因感触外邪而起，故疏散外邪、宣肺为常用之法，而喘发既久则可使肺气为之耗散，故不可不顾及。临证时在宣肺方中配合酸收之品，如乌梅、五味子等防止肺气耗散，以期散邪而不损肺气；敛肺又不碍散邪，如银花乌梅紫菀汤，宣中有敛，宣敛并行，标本可得兼顾，使用得当，每获良效。

二十八、纳气定喘汤

【来源】季汉源方。

【组成】淫羊藿、紫石英各15 g，茯苓12 g，党参、生白术各10 g，紫河车、法半夏、炒白芥子、炒莱菔子、炙紫苏子各9 g，陈皮、炙甘草各6 g，沉香4 g。

【用法】每日1剂，水煎，分2次服。

【功效】温肾纳气，补脾助运，化痰平喘。

【主治】用于慢性支气管炎并发阻塞性肺气肿而喘者。此病患者肺功能较难恢复，前贤早有认识，所谓"实喘易治，虚喘难疗"。一般对肾虚喘而言，都主张以温肾纳气为主，认为肾精失摄，应以填精镇摄，选用肾气丸加沉香、黑锡之属；气脱根浮，又当急续真元，选用人参、紫河车、五味子、紫石英之类。但临床所见，单纯肾不纳气的殊不多见，而以上实下虚同时并见为多。这是因为脾肾阳虚不能化气行水，水湿痰饮上壅于肺，换气功能更加障碍所致，脾肾阳虚是整体功能低下，水湿痰饮是局部病理变化，两者之间存在着相互影响，互为因果的关系。季汉源从本病脾肾阳虚是本，痰湿阻肺是标的病机出发，采用纳气定喘汤，以紫河车、淫羊藿温阳益肾，沉香、紫石英纳气镇摄为主，配合六君子汤扶脾助运，三子养亲汤降气化痰。取其温而不燥，补而不滞，行而不泄，有益肾扶脾之力，和逆平喘之功，对改善喘促气急等症状具有一定的疗效，所以对本病效果较为满意。如患者并发外感和明显感染者，需要控制感染和外感后，方可施用本方。

二十九、平喘纳气汤

【来源】刘启庭方。

【组成】地骨皮 30 g，山药、茯苓各 20 g，桑白皮、桔梗、山茱萸各 15 g，桃仁 12 g，炙麻黄、黄芩、陈皮、甘草各 10 g。

【用法】每日 1 剂，水煎，分 2 次服。

【功效】清热宣肺，化痰止嗽，健脾固肾，纳气平喘，活血通络，祛浊开窍。

【主治】用于支气管哮喘。支气管哮喘其病在肺肾。

【方解】肺为气之主，肾为气之根，肺主呼气，肾主纳气，咳喘之因，在肺为实，实则气逆，多因痰浊壅阻；在肾为虚，虚则气不纳，多因精气内虚，肺肾出纳失常。病虽在肺肾，但痰为脾所生，健脾在所当然。津血同源，气滞血必瘀，治疗需痰瘀同治，临床方能显效。故组方药以黄芩、地骨皮、桑白皮清热宣肺；炙麻黄宣通肺气；桂枝、陈皮化痰散郁；山药、山茱萸补脾肾以助固纳；桃仁配诸药以行滞散瘀，尚有止咳平喘之效；甘草调和诸药。全方配伍，有清、有补，能宣善透，降纳并施，标本兼顾。用本方加减治疗近百例支气管哮喘，皆取得较好疗效。

此病治疗症状缓解后不要停止治疗，还应坚持服药以巩固疗效，一般给予蛤蚧定喘丸、都气丸、麦味地黄丸。除药物治疗外，还应从病因上注意，尽量避免诱发因素，并要加强营养，进行适当的运动锻炼，增强体质，防止复发。

【加减】本病发作多有一定的时间性，一般多为病后或因气候、环境、节气变化及其他异味物质诱发，若发作时昼重夜轻，服上方；若昼轻夜重，上方去黄芩、地骨皮，加淫羊藿、核桃仁；若下半夜发作不能入睡者，去黄芩、地骨皮，加肉桂、附子、五味子；大便干结者，加肉苁蓉、核桃仁；喘甚夜尿多者，去黄芩，加蛤蚧、仙茅、覆盆子；痰多黄稠难吐出者，加葶苈子、竹沥汁；痰多清稀，壅吐不尽者，加炮姜、半夏；若咳喘吐痰带鲜红血丝者，加藕节、侧柏叶、墨旱莲；咳喘咯血暗红量多者，加三七粉、阿胶、血余炭；日久损心，致肺心病，见心悸、咳喘不得卧者，去炙麻黄，加麦冬、五味子、石菖蒲、远志。

三十、平哮汤

【来源】崔玉衡方。

【组成】桑白皮、石韦、徐长卿各20 g，炒杏仁、当归、广地龙各12 g，炙麻黄6～9 g，蝉蜕、生甘草各6 g，细辛5 g，蜈蚣1～2条。

【用法】发作时，上方水煎服，每日1剂；发作后，上方剂量加大2～5倍，共为细末，炼蜜为丸，每丸9 g，每日2次，口服以巩固疗效。

【功效】理肺平喘，解痉脱敏。

【主治】用于支气管哮喘发作期及持续期，寒热不甚明显者。

【方解】本方崔玉衡的经验方，在组方中，注重中西医结合，西为中用，表现在其配伍遣药上。麻黄解表宣肺、通利水道，其性属阳，广地龙凉血平喘、熄风通络，其性属阴，一阴一阳，具有解痉脱敏作用，广地龙去麻黄之辛燥，麻黄减广地龙之咸寒；徐长卿镇痛止咳、活血解毒，蝉蜕散风热、宣肺定痉，二药均有脱敏作用；桑白皮清泻肺气之逆，北细辛温开气道之闭，二药寒热并用，相得益彰；石韦镇咳去痰、平喘利水。对当归的选用，哮喘反复发作，造成肺气宣降失常，肺络瘀血，当归活血，能达血运而助气行。并以《神农本草经》载，其治"咳逆上气"及药理研究认为当归有活血脱敏作用为根据。蜈蚣咸温，有毒，具有熄风解痉、解毒散结、活络止痛之功效，用之以缓解支气管痉挛，使哮喘缓解，并协助当归活血通络，改善肺及气管血液循环，改善气道通气量，从而增加肺组织对炎症的吸收，减少痰液分泌而达到治喘平哮的目的，可谓组方遣药匠心独运。

【加减】若证型偏热者，加白僵蚕、生石膏、鱼腥草；偏寒者，加干姜、桂枝，重用细辛；痰盛气逆者，加款冬花、白前、枇杷叶。其他如全蝎、土鳖虫、穿山甲等虫类药，均有解痉通气、行瘀开闭之效，临证当酌情选用。

三十一、热哮方

【来源】《杂症证治辑要》。

【组成】生石膏（先煎）30 g，生甘草 10 ～ 30 g，金银花、生桑白皮各 15 g，杏仁、黄芩、枇杷叶、葶苈子、白僵蚕各 10 g，炙麻黄 3 ～ 10 g。

【用法】每日 1 剂，水煎，分 2 次服。

【功效】宣肺清热，化痰止哮。

【主治】用于咳嗽哮喘，痰黄黏稠，苔黄，口渴者。本方适用于痰热壅肺、肺气上逆之证。临床常用于支气管哮喘见上述症状者。

【方解】本方以加味麻杏石甘汤加入桑白皮、葶苈子、白僵蚕而成。用于热哮，临床效果颇好。方中甘草生用，取其甘平缓急，降火解毒之功。经验证明，对痰热壅肺之热哮，甘草用量从小逐渐加大为宜，否则患者服后似有胸憋气闷加重之感。

【加减】胸膈烦闷者，加瓜蒌 30 g；热邪偏重者，加鱼腥草 30 g；咳嗽较重者，加川贝母 6 g；高血压、心脏病患者，麻黄用量不宜超过 3 g。

三十二、参桃定喘汤

【来源】《杂症证治辑要》。

【组成】金银花 30 g，麦冬、五味子、生地黄、熟地黄、山茱萸、山药、杏仁、生甘草各 10 g，人参 6 g，炙麻黄 3～6 g，核桃 1 个。

【用法】每日 1 剂，水煎，分 2 次服。

【功效】用于咳喘气短，痰少而稠，咳嗽不爽，腰膝酸软口干口渴。本方适用于肺气阴两虚之咳喘证。肺主气，司呼吸，肺肾不足，精气不能互生，气不归主，故动喘乏力。

【主治】益肺滋肾，养阴定喘。

【方解】本方中人参、麦冬、五味子滋补肺之气阴；生地黄、熟地黄、山茱萸、山药滋补肾阴；麻黄、杏仁宣肺止咳；金银花、生甘草清热解毒；核桃补肾平喘。核桃用法：烧焦去皮伴服之。

三十三、疏风定喘汤

【来源】吴光烈方。

【组成】杏仁、荆芥、防风、白僵蚕、炙紫苏子各 9 g，麻黄、薄荷、广地龙、蝉蜕、乌梅、甘草各 6 g。

【用法】水煎，每日 1 剂，早晚分服。

【功效】疏散风邪，宣肺化痰，止咳平喘。

【主治】用于过敏性哮喘。过敏性哮喘起病急，变化迅速，其临床主要表现为突然作喘，多嚏、鼻痒、眼痒、皮肤痒、咽痒等。与风邪的致病特点相似。根据发病先兆和伴随的过敏表现，故临床着重于"疏风"为治疗原则。自拟疏风定喘汤以疏散风邪，宣肺化痰，平咳喘。

【方解】本方中由疏风宣表达邪和虫类搜风通络之品组成，共奏风熄气平、喘定咳止之效。根据药理研究，大多疏风药具有抗过敏作用，可降低机体对过敏原的敏感性，缓解支气管痉挛，对提高机体免疫功能也有一定的疗效。但疏风药辛燥发散，虫类药又有走窜之性，只可短期应用，症消即止，不可久服，以免劫阴耗液。

【加减】若有热象者，加黄芩、鱼腥草；鼻痒多嚏者，加苍耳子、辛夷花；咳痰不畅或胶结成块者，加桔梗、冬瓜子仁；干咳无痰者，加百合、款冬花；痰稠不畅者，加浙贝母、瓜蒌皮；痰液清稀，色白带有泡沫，形寒肢冷者，加干姜、桂枝；胸闷者，加枳壳、郁金；泛恶者，加半夏、竹茹；气虚者，加太子参、党参；阴虚者，加北沙参、麦冬、知母；瘀血者，加丹参、红花、苏木。

三十四、五子定喘汤

【来源】祝谌予方。

【组成】炙紫苏子、莱菔子、杏仁、葶苈子各 10 g，白芥子 3 g。

【用法】水煎，每日 1 剂，早晚分服。

【功效】祛痰定喘。

【主治】用于痰喘。症见痰涎壅盛，黏稠不爽，胸膈满闷，纳差便秘，苔腻脉滑等症。

【方解】本方以豁痰下气的三子养亲汤为基础，加杏仁宣肺平喘，葶苈子泻肺行水，一宣一泻，气机通畅则哮喘自平，但宜在无表邪的情况下应用，若属风寒闭肺则非所宜。肺脏所伏之痰浊水饮是哮喘屡发屡止的潜在因素，此即《金匮要略》所谓"留饮、伏饮"，后世称之为"窠囊之痰"。痰浊水饮久踞肺脏，每因感受寒邪、饮食劳倦或情志变动而诱发，搏积气道则出现痰涎壅盛，黏稠不爽，胸膈满闷，纳差便秘，苔腻脉滑等症。祝谌予常谓"治喘必先治痰，治痰宜调气"，自拟五子定喘汤加味治疗痰喘。

【加减】兼咳嗽者，加前胡、白前、紫菀、款冬花；食少者，加石菖蒲、佩兰；胸闷者，加厚朴、陈皮；便秘者，加全瓜蒌、薤白。

三十五、熄风平喘汤

【来源】李竣川方。

【组成】紫菀、桑白皮、广地龙、沙参、麦冬各 12 g，杏仁、桔梗各 10 g，猪牙皂、蕲蛇、白僵蚕、甘草各 6 g，麻黄 5 g。

【用法】每日 1 剂，水煎，分 2 次服。

【功效】熄风解痉，化痰降气。

【主治】用于哮喘、咳喘。

【方解】本方用加减华盖散宣肺祛痰平喘；杏仁、桔梗宣肺降气，与麻黄同用可增强平喘之功；蕲蛇、白僵蚕、广地龙熄风解痉平喘。本病久喘不愈，易引起肺气、肺阴不足，故用沙参、麦冬既治阴虚，又防虫药之燥；哮喘多有顽痰阻塞，胸闷咳喘，咳痰不爽症，故方中精选了祛痰作用强，且又有"通窍、制风"功效的猪牙皂，以图增强本方祛痰降气、熄风平喘的作用。

【加减】若遇外风所致，加蝉蜕 9 g 以宣肺散风祛邪；热乘肺者，急喘而嗽，面赤潮热，加金银花 12 g 或板蓝根 10 g；火邪乘肺者，咳喘上壅，涕唾出者，加茜草 6 g 或仙鹤草 10 g；水饮内停，痰多而稀有，加细辛 3 g，为防其辛温发散，耗伤肺气、肺津，常配五味子 6 g，以敛肺气；饮停喘甚，加葶苈子 3 g；哮喘甚者，加全蝎 2 g。

三十六、鱼麻贝止咳汤

【来源】王多让方。

【组成】鱼腥草、生石膏各 30 g，杏仁、贝母、知母、款冬花各 15 g，麻黄 10～15 g，甘草 10 g。

【用法】水煎，分 3 次服。

【功效】清热化痰，止咳平喘。

【主治】用于咳嗽痰多，或白或黄，气喘胸闷，身热或发热。

【方解】用麻黄、杏仁、生石膏、甘草清肺平喘，其中杏仁、麻黄既有降气宣肺、止咳定喘之功，又有疏散肺经风寒之效，为止咳平喘之要药，与知母、贝母、款冬花配伍可清热化痰止咳，合鱼腥草清热解毒而抗感染，诸药共奏清热化痰、止咳平喘之效。

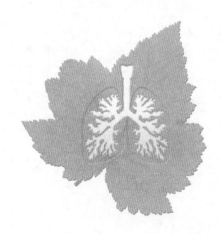

自我管理篇

哮喘患者为什么要制定管理计划?

对哮喘患者制订管理计划有助于哮喘的控制、提高药物的疗效、减少复发,是提高哮喘患者生活质量的重要措施。根据不同的对象和具体情况,采用适当灵活又多样的,能被患者及其家属所接受的方式,进行系统教育和管理。患者应当遵循哮喘管理计划的要求,依从治疗方案,如此才能取得良好的控制疾病的效果。

哮喘患者怎样给自己制定管理目标?

哮喘是一种慢性气道炎症疾病,虽然目前还不能完全根治哮喘,但通过有效的治疗和适当的管理,哮喘可以达到良好控制。根据哮喘治疗方案的要求,治疗哮喘要达到的目标是:①良好控制哮喘症状,预防哮喘发作,最大限度地减少哮喘的就诊次数。②尽可能维持正常肺功能。③保证患者能进行正常活动包括体育运动。④尽量使 β_2 受体激动剂用量最少,使治疗哮喘药物的不良反应减少到最低限度。⑤预防发展成为不可逆的气道阻塞。⑥预防哮喘患者发生猝死。⑦使哮喘患者的心理状态和生命质量达到最佳状态。

哮喘患者如何自我监测病情?

哮喘是一种可以控制的疾病,只要合理规则用药,患者可以远离喘息、气促、胸闷、咳嗽等症状。因此,学会如何正确评估自己的病情至关重要,这样才能及时与医生沟通，共同制定适合不同病情阶段的治疗方案，不仅可以有效避免哮喘加重、病情的失控，还可以避免医药资源的不必要浪费和药物不良反应的出现，达到哮喘病情的真正控制。哮喘患者特别在治疗过程中需要不断地评价治疗的效果和病情的演变，这当然可以由专业医生来精确判定，但病情的变化是随时随地的，需要哮喘患者本人也掌握一些简单的方法来评判自己的病情演变。

哮喘病情的演变可以从以下三个方面来评判：

（1）症状和体征

哮喘发作特别是夜间哮喘发作的次数，反映了哮喘控制的程度，发作的次数越多，说明控制越差。发作次数可以每月、每周、每天累计。呼吸困难的程度常常反映了哮喘发作的严重程度。有些人哮喘发作可以步行较长的距离，说明病情尚轻；如果即使休息时也气喘吁吁，说明病情危重。其次，哮喘发作时如可平卧，说明病情尚轻；如需要端坐呼吸，身体前倾，大汗淋漓，说明病情危重。哮喘发作时说话连续自如，说明病情尚轻；如只能一个字一个字的发声，甚至不能讲话，说明病情危重。

（2）β_2 受体激动剂的用药次数也反映了哮喘控制程度。哮喘患者气道炎症越严重，哮喘发作的次数越多，症状也越重，患者为了缓解症状，应用的 β_2 受体激动剂越多。

（3）肺功能则可以比较客观地评价哮喘的病情。主要的检测指标包括第一秒用力肺活量（FEV_1）和峰流速（PEF），其中 PEF 由于操作简单，哮喘患者可在家中检测，应用最广。

什么是哮喘日记？

哮喘是一种对患者及其家庭和社会都有明显影响的气道慢性炎症性疾病，虽然目前尚无根治的方法，但以抑制气道炎症为主的治疗通常可以使病情得到控制。为了能配合医生及时调整治疗方案，哮喘患者应在日常生活中认真记好哮喘日记，对自身病情进行监测随访。

哮喘日记可帮助判断对何种过敏原过敏。仔细将自己的日常生活，包括居住环境、食物、气候等记录下来，比较哮喘发作时和哮喘不发作时的差别，从而辨别出诱发因素。哮喘日记更可帮助患者和医生了解哮喘病情的严重程度。哮喘日记所记录哮喘发作的次数、哮喘发作时呼吸困难的程度、哮喘对活动能力和睡眠的影响、肺功能参数等数据十分重要，患者和医生可根据上述内容判断哮喘的严重程度，并据此给予相应的治疗。判断所采用的治疗方法和药物是否有效，剂量是否适宜，并根据病情的演变（加重或减轻）来调整治疗方案。

日记内容一般应包括气温、气压、饮食的内容，做过什么运动与工作，当天自我感觉、病情的轻重、药物名称与剂量，最好自备 1 支峰速仪，每天 2～3 次测定最大呼气流速，并加以记录，这样就可以把发病、药物、生活工作规律等等联系起来。也很容易监测出食物、环境、运动与发病的关系。

哮喘患者具体怎样记录哮喘日记呢？建议日记主要包括以下几个方面：

1. 症状发生的频率。①小于每周 1 次；②大于每周 1 次但小于每天 1 次；③每日都有症状。

2. 夜间哮喘症状。①小于每月 2 次；②大于每月 2 次；③大于每周 1 次；④经常出现。

3. 发作时对日常生活的影响。①短暂发作不影响；②可能影响活动和睡眠；③频繁发作影响活动和睡眠。

4. PEF 昼夜变异率。①小于 20%；② 20%～30%；③大于 30%。

5. 每日短效 β_2 受体激动剂（万托林等）应用次数。

哮喘患者应每日认真做好记录，可以的话进行每周或每月的总结，症状发生改变时及时就医。每次复诊都要带好您所记的日记，以便医生根据您的病情变化，升阶梯或降阶梯地调整你的治疗方案。

哮喘日记有哪些重要性?

　　哮喘是一种多变性疾病,病人在不同的时间、不同的地方、接触不同的过敏原产生的临床表现可大相径庭,患者哮喘发作时用什么药物和什么剂量最合适也不相同,这些情况对患者和医生都至关重要。因此,哮喘患者或哮喘儿童的家长应每天记录哮喘日记。哮喘日记的内容应该包括:天气、气温、气压、饮食种类、运动、工作和学习情况;哮喘的症状和发病情况;使用的药物种类和剂量;峰流速值和峰流速的昼夜变化。医生根据哮喘日记分析哮喘发作的诱因和哮喘的控制状态,选择或调整治疗方案。

哮喘患者如何在家监测?

　　哮喘需要长期的管理和治疗,治疗主要在家中进行,所以患者应该掌握在家里对哮喘的监测和管理。医生和患者共同制订一个哮喘长期管理方案和急性发作时的治疗方案。使患者知道什么时候要用什么药物和什么剂量最合适,何时需要加药,何时需要减药,何时需要急诊就医等。患者要学会进行自我监测,了解哮喘加重的先兆,熟练掌握峰流速、压力定量气雾剂及储雾罐的使用方法,使患者尽快按医生事先制定的治疗方案进行处理。

如何评估哮喘控制水平?

　　首先,您应该了解平时在什么情况下需要增加治疗,应该去看医生,调整您的治疗方案。以下有 5 个问题,如果您回答"是"达到 3 项或以上,则您的哮喘没有得到控制,此时的您应该去看医生,您的哮喘治疗需要升级了。

　　过去 1 周您是否曾有:

1. 白天喘息、气促、胸闷、咳嗽的哮喘症状多于 2 次?

2. 哮喘是否限制了您的日常活动或运动?

3. 您是否会因为哮喘而夜间醒来?

4. 您需要使用例如万托林、特布他林等缓解药物超过 2 次吗?

5. 如果您使用简易峰流速仪监测您的峰流速,峰流速值少于 80% 您的最佳值,或者昼夜峰流速的差异超过 20% ～ 30% 吗?

其次对于哮喘急性发作,您还要了解什么样的哮喘症状属于严重发作,一旦出现下述症状,可不是多喷几次药就能够缓解的,此时您需要急诊就医。

1. 如果您有严重呼吸困难,只能说短句。

2. 如果您正有哮喘发作,并感到恐惧。

3. 如果您需要使用缓解药物超过每 4 小时一次,且无改善。

此时您可以先每间隔 20 min 吸入 2 喷的万托林或是特布他林等缓解药物,并赶紧寻求医疗救助,并且继续使用上述药物,3 次后改为 2 ～ 4 小时吸入一次,直到您得到医疗救助。当然一天内用量最好不要超过 8 次。

希望您能从以上几点出发,及时客观地评估您的病情,使您的哮喘得到良好的控制。

哮喘常用的症状问卷有哪些?

哮喘治疗的目标是达到并维持哮喘控制,通常以临床症状和肺功能等 6 项复合指标进行评估,分为哮喘控制、部分控制和未控制三级,并据此调整治疗策略。常用的评估工具有:哮喘控制测试(Asthma Control Test,ACT)、哮喘控制问卷(Asthma Control Questionnaire,ACQ)、哮喘生活治疗问卷(Asthma Quality of Life Questionnaire,AQLQ)等,其中 ACT 是最符合我国国情、使用最普遍的一种。

什么是哮喘控制测试（ACT）表?

ACT 表（见表 7）要求患者回忆近 4 周的情况并回答 5 个简单的问题，其所选择的这 5 项内容是对非控制哮喘最有预测性的：呼吸气促，急救药物的使用，哮喘对生活和工作的影响，夜间觉醒，患者对哮喘控制的标化等，每一项问题均采用 5 分标尺法评估。第一步将每个问题的得分写在右侧的框中；第二步把每一题的分数相加得出总分；第三步寻找总分的含义，25 分：完全控制；20～24 分：部分控制；< 20 分：未得到控制。

表7　哮喘控制测试（ACT）

问题1	在过去4周内，在工作、学习或家中，有多少时候哮喘妨碍您进行日常活动？					得分
	所有时间（1分）	大多数时间（2分）	有些时候（3分）	很少时候（4分）	没有（5分）	
问题2	在过去4周内，您有多少次呼吸困难？					得分
	每天不止1次（1分）	每天1次（2分）	每周3～6次（3分）	每周1～2次（4分）	完全没有（5分）	
问题3	在过去4周内，因为哮喘症状（喘息、咳嗽、呼吸困难、胸闷或疼痛），您有多少次在夜间醒来或早上比平时早醒？					得分
	每周4晚或更多（1分）	每周2～3晚（2分）	每周1次（3分）	1～2次（4分）	没有（5分）	
问题4	在过去4周内，您有多少次使用急救药物治疗（如沙丁胺醇）？					得分
	每天3次以上（1分）	每天1～2次（2分）	每周2至3次（3分）	每周1次或更少（4分）	没有（5分）	
问题5	您如何评价过去4周内，您哮喘控制情况？					得分
	没有控制（1分）	控制很差（2分）	有所控制（3分）	控制很好（4分）	完全控制（5分）	

什么是哮喘控制问卷?

哮喘控制问卷（见表 8）由 Juniper 设计，包括 7 个问题，每个问题按严重程度采用 0～6 分评分，最后得出总分给予判断。

表8　哮喘控制问卷

问题1：在最近1周内你是否因为哮喘而在夜晚醒来？						
0 没有	1 几乎没有	2 很少几次	3 几次	4 多次	5 很多次	6 不能入睡
问题2：在最近1周内你清晨醒来时是否有症状？						
0 没有	1 很轻	2 较轻	3 中等	4 有些重	5 较重	6 很重
问题3：在最近1周内你是否因为哮喘而活动受限？						
0 完全不受	1 很少受限	2 有些受限	3 中等受限	4 较多受限	5 非常受限	6 完全受限
问题4：在最近1周内你是否因为哮喘而感到气喘？						
0 不喘气	1 几乎不喘	2 有些喘	3 中等喘	4 较多气喘	5 非常气喘	6 极度气喘
问题5：在最近1周当你呼吸时你是否能听到哮鸣音？						
0 从不	1 很少	2 较少	3 有时	4 较多	5 几乎所有	6 所有时间
问题6：在最近1周内你是否经常使用速效支气管扩张剂？						
0 从不	1 1～2喷/天	2 3～4喷/天	3 5～8喷/天	4 9～12喷/天	5 13～16喷/天	6 ＞16喷/天
问题7：FEV_1占预计的百分比？						
0 ＞95%	1 90%～95%	2 80%～89%	3 70%～79%	4 60%～69%	5 50%～59%	6 ＜50%

　　结果判读：7个问题取平均分：＜0.75分表示哮喘已完全得到控制；0.75～1.5分之间表示哮喘良好控制；＞1.5分表示哮喘没有得到控制。

什么是哮喘生活质量调查（AQLQ）表？

　　AQLQ问卷调查包括32项内容，全部选择对患者极为重要的基本问题。

问卷为患者前一年经历过的，包括 150 条内容，归属四个领域：症状、情绪、对周围环境刺激物的接触和活动受限的情况。患者对每一项反应以 7 分法计分。AQLQ 的唯一特征是：活动领域的 5 项因个体而言，有个体化特点。研究开始时，每位患者确定 5 项活动，每项活动均为平时常规进行的活动，而且可受哮喘的限制。询问的方法可以通过面谈和患者自我问卷的方式，第一次访问时需在 10 min 内完成，其后的随访需在 5 min 内完成。

什么是St George's呼吸问卷？

圣·乔治（St George's）呼吸问卷是一种自我答卷，适用于 COPD 和哮喘患者。问卷包括三方面内容（症状、活动和日常生活冲击），共 76 项。呼吸疾病生活质量问卷与 St George's 呼吸问卷相似，可选择用于 COPD 和哮喘患者。它包括七个方面：呼吸障碍；躯体障碍；情绪；情景诱发或加重呼吸障碍；日常和家庭活动；社会活动、社会关系和性活动；一般活动；共 55 项。其他还有成人哮喘者活动质量问卷，共包含七个方面，70 项。七个方面分别为：躯体活动、工作能力、室外活动、情绪和情感行为、家庭关爱、饮食活动、其他。问卷项目按患者的经历（如职业、爱好等）进行选择，以 5 分制进行自我评价。

患者哮喘发作时如何自我处置？

家庭是哮喘发作的主要场所，哮喘发作时的自我处置对于疾病严重度的控制和预后十分关键，所有哮喘患者都应掌握哮喘发作的自我处置措施。首先患者及其家属不要恐慌，过度的心理负担会加重哮喘的病情。如有条件，用峰速仪进行哮喘发作严重度的自我评估。立即用速效吸入型支气管舒张剂

（沙丁胺醇气雾剂如万托林、特布他林气雾剂），每次 2～4 揿，迅速改善症状，必要时 30 min 后重复使用数次。若用药后症状无改善或甚至恶化，应立即前往医院就医。就医途中可继续使用速效吸入型支气管舒张剂。

患者哮喘发作什么时候去医院？

哮喘发病特点是反反复复，患者常常为不得不频繁地就医而苦恼不已。事实上，这类疾病需要长期治疗，其治疗目的是预防发作和减轻发作症状。控制良好的患者往往能较好地把握分寸，何时用何种药，何时应该去医院。

所谓控制良好是尽量减少或消除严重发作，包括到急诊的就诊次数。一般患者出现以下几种情况，应当立即到医院急诊。①以往从未有过喘息症状的首次发作者，不可贸然用药，需由医生做出正确的诊断，并指导用药。②对疾病已有一定的了解，懂得急性发作时的处理方法，但是单次吸入药物后数十分钟内，自觉症状毫无缓解者，此时千万不可随意加量，应上医院就诊。③在家中自行用药，单次吸药后症状缓解，但间隔不到 4 小时症状再次加重者，也应当去医院治疗。

这里所指的吸入药物，以定量气雾剂为代表。强调与储雾罐配合使用，有助于减少药物在全身的吸收，更安全也更有效。盲目过量地使用平喘药物，将导致心率加快、震颤等不良反应，加重病情，甚至造成生命危险。

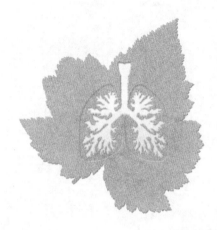

预防与保健篇

什么是哮喘的一级预防？

哮喘一级预防主要是指要控制环境，消除患者周围的诱发因素。环境污染是导致哮喘发病率增高的重要因素。

哮喘的发作多有诱发因素。常见的诱因有：尘螨、花粉、动物的皮毛、香烟烟雾、蟑螂、强烈的气味、天气变化、感冒、剧烈运动和劳累等。应确定和避免诱发因素，采取相应的控制措施，使哮喘患者少发病、病情少反复，从而收到事半功倍的效果。要留心那些与自己哮喘发病直接相关的诱发因素，并采取相应的针对性防范措施。对于一些难以避免的过敏原（如花粉），应考虑采取脱敏疗法进行治疗。

呼吸道的感染，尤其是病毒感染已经成为婴幼儿哮喘的首要诱因，应设法避免感冒。至于运动诱发患儿哮喘则不能简单地不让患儿参加运动会及上体育课等，应让哮喘患儿在医生的指导下参加运动锻炼。

什么是哮喘的二级预防？

哮喘二级预防主要是指要早期诊断。只有早期诊断，才能早期防治。

过去多认为哮喘引起的是可逆性的气道梗阻，当梗阻因素去除，气道又能恢复正常。但随着研究的深入，发现哮喘的本质是气道的慢性过敏性炎症，炎症导致气道高反应性、气道黏膜及黏膜下水肿、上皮细胞脱落、黏液腺过度分泌、支气管平滑肌痉挛以及血管的扩张、渗出等。

哮喘反复发作后，有发生气道不可逆改变的可能。因此应尽早发现和诊断哮喘，控制哮喘，特别是控制儿童期哮喘，避免使之发展为成年哮喘，进

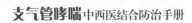

而成为肺气肿、肺心病等。

什么是哮喘的三级预防？

哮喘三级预防主要是指积极治疗哮喘发作症状，防止病情的持续发展或恶化。

哮喘的常见症状和体征为：咳嗽、喘息、胸闷、肺部听诊哮鸣音。当严重发作时，出现呼吸困难、气促、呼气性喘息、吸气时鼻翼张开（尤其幼儿）、说话断续、不成句、易激惹、躁动（尤其幼儿）、耸肩、驼背或端坐呼吸（年长儿多见）等。

由于气道变态反应性炎症是哮喘发病的主要因素，其危害性远大于气道平滑肌痉挛，因此应以抗变态反应性类药作为第一线治疗方案，而支气管扩张剂仅用于缓解症状的治疗方案。

要早期消除支气管的炎症，关键的措施是使用激素吸入疗法，通过吸入，药物可到达气道黏膜的靶细胞，减少了口服或静脉滴注较大剂量的药物而引起的各类不良反应。吸入疗法具有快速、高效、不良反应少、使用方便等优点，且适用于不同类型的哮喘，已成为哮喘防治的主要方式。

哮喘急性发作期应如何护理？

哮喘是一种发作性疾病，在众多诱发因素的作用下病情会突然加重，急性发作。哮喘的急性发作可以自行缓解，或是经药物治疗后缓解，哮喘患者或是家属除了要知晓在急性发作情况下如何根据病情轻重来进行正确的治疗外，适当的护理对急性期症状的缓解也是会起到至关重要的作用。

哮喘发作时，严重的胸闷气急、喘息憋气，难免会使患者产生烦躁、焦虑的情绪，这些负面情绪一方面会对患者身心健康造成不利影响，同时也会让治疗不能起到应有的效果，烦躁等不良情绪本身也会加重哮喘。因此，在哮喘急性发作时，患者自身要尽量调节，避免不良情绪的产生，患者的家属可以对患者进行疏导，帮助患者进行调节。

哮喘的烦躁往往可以找到诱发因素，或是因为过敏原的刺激，或是干扰因素，或是季节变化等。当哮喘已经发作时，远离诱发因素是除治疗外的另一大关键，在寒冷的季节，要格外注意保暖，以防合并感染，进一步加重病情。

哮喘急性发作时适当的治疗基本上都可以令病情很快缓解，哮喘治疗的重点应放在缓解期，平时的护理也同样是如此。

哮喘缓解期应该如何进行家庭护理?

哮喘缓解期是指经过治疗或未经治疗，体征消失、肺功能恢复到急性发作前的水平。通过正规的治疗，绝大多数患者都可以达到临床缓解，过上正常人的生活。在哮喘的缓解期，患者往往需要继续使用一定的药物进行维持性治疗，任何药物的减量或是停药都应由医生来决定，千万不能因为病情缓解就自行停药，不适当停药经常会导致哮喘再次发作。这一点是所有病情处在缓解期的患者都必须知晓的，也是缓解期进行其他家庭护理的前提。

哮喘发作多由其他因素所诱发，缓解期调护的目的首先应该是如何避免这些诱发因素，不使哮喘急性发作。对已有的诱发因素，患者通过适当的调节往往都能避免。但在自然界中，有很多都是未知的，一些从来没有接触过的东西，当第一次接触的时候，对于哮喘患者来说，都有可能会诱发哮喘。我们不能避免永远不会接触到这些未知的东西，但可以做到在接触后尽量避免再次接触。对于哮喘患者来说，坚持做哮喘笔记是查明和避免再次接触诱发因素的一种比较有效的方式。

哮喘患者大多数属于过敏体质，适当的运动可以有效地增强体质，改变身体状况，减低自身对许多物质的敏感性。适合哮喘患者的运动方式有很多，如游泳、快走等，但运动一定要适量，同时要做好防护，要将急救药物随时带在身边。

细心的护理能有效预防哮喘急性发作，坚定的信心是战胜哮喘的前提和关键。

哮喘患者饮食应注意些什么？

某些食物常常是引发哮喘的重要因素，包括麦类、蛋、牛奶、肉、番茄、巧克力、鲜鱼、虾、蟹等都可以引起哮喘。因此，哮喘患者平时要注意饮食，了解诱发哮喘的是哪一种或哪几种食物，一旦发现并证实某种食物确实会诱发哮喘发作，应尽量避免食入。但也不必过分小心谨慎，对不引起哮喘的食物应照常食用，如果样样都忌，就会造成菜谱单调乏味，日久会引起营养不良，导致机体抵抗力下降，对哮喘本身并非有益。

在忌食方面，应根据个人的特点而定。婴幼儿应警惕异体蛋白质，老年人应少吃生痰的食物，如鸡蛋、肥肉、花生等。在哮喘发作期，应注意多补充水分，进食清淡流质，避免脱水或痰黏稠难以咳出而加重呼吸困难。

对于中医已辨证清楚哮喘的性质，则宜食相反性味的食物。如热喘患者忌食热性食物像羊肉、韭菜、姜、椒、菠菜及毛笋等，多食偏凉的食物如芹菜、梨、荸荠等。在哮喘发作时，还应少吃胀气和难消化的食物如豆类、芋艿、山芋等，避免腹胀压迫胸腔而加重呼吸困难。

哮喘急性发作期饮食调养的原则是什么？

已知某些食物会引起过敏、诱发哮喘发作，应绝对禁止接触和食用。也应避免食用一切"发物"。中医所说的"忌口",就是平时所说的忌"发物"。"发物"一般是指食后能引起旧病复发、新病加重的食物。如水产品中的带鱼、黄鱼、蚶子、蛤蜊、鲤鱼、鲢鱼、螃蟹、虾等;畜产肉类中的猪头肉、鸡肉、羊肉、狗肉、驴肉、马肉等;蔬菜中的韭菜、芹菜、笋、秋茄子等;调味品中的葱、蒜、椒、酒、甜酒酿等,都可算为"发物"。忌食"发物",有利于哮喘好转或痊愈。

哮喘急性发作时,特别是哮喘持续状态时,宜进流质或半流质饮食,并尽量鼓励患者多饮水,以补充失水和有利于痰液的排出。

饮食宜少量多餐,不可过饱,以免哮喘发作加重。

调味宜清淡,避免过咸,绝对避免冷饮、冷食,否则会刺激呼吸道产生咳嗽等症,对控制哮喘发作不利。

不闻烟味,不碰酒,不食用产气及辛辣刺激性食物。

哮喘缓解期饮食调养的原则是什么?

缓解期的饮食,应富含优质蛋白质、维生素 A、维生素 C 及糖类(碳水化合物),以增强体质和抗病能力,并保证热量的供给。

平时应严格禁忌已知能够诱发哮喘的过敏性食物,尽量减少食用一切"发物"。

宜多吃新鲜蔬菜和水果。蔬菜,如萝卜、丝瓜、刀豆等,不仅能补充多种维生素和无机盐,而且还具有祛风、下气、化痰的功效,对预防哮喘发作有利。为防蔬菜食物偏凉,烹调时可加入适量生姜。食用定量的梨、柑橘、枇杷、核桃仁、香蕉及芝麻、蜂蜜等物,有助于大便通畅、腹压下降,可防哮喘发作。

有条件时,饮食宜少量多餐,忌过甜、过咸、过冷、过热、过于肥腻。

忌烟、酒及辛辣食品,以尽量减少对呼吸道的不良刺激。

怎样远离含过敏原的食物?

大量研究证实,海鲜、鱼虾、奶制品、豆制品、鸡鸭、牛羊肉、大米、面粉、香油、香椿、葱、姜、蒜、动物脂肪、酒精以及桃子、梨等是常见的过敏性食物。说准确点,这些食物只是过敏原的载体。所列这些过敏性食物是大量研究统计出来的,并非所有哮喘患者对这些食物都过敏,有特殊体质的人吃了其中某些种类的食物才会引起哮喘或诱发哮喘。那么怎样才能远离过敏性食物呢?

首先,不吃过敏性食物。哮喘患者应知道自己对哪种食物过敏,这要根据病史,由医生进行过敏原皮肤过敏试验或激发试验来确定;一旦明确了过敏食物,不吃该食物是预防哮喘及防止哮喘发作最简单有效的方法。如对牛奶过敏,则应禁食牛奶及所有奶制品。又如对黄豆过敏,则往往对其他豆类也过敏,因为豆类可能含有相同或类似的过敏原成分,原则上患者应该避免进食豆类食物。有的人对之前过敏的食物后来逐渐不过敏了,这是由于生活中多次少量接触达到脱敏的结果。总之,患者对自己的过敏性食物一定要设法弄清楚,以便有效避开。

其次,如果确定了过敏原食物,一般可以 通过脱敏治疗来提高机体对该种过敏原事物的耐受性,有望消除过敏状态。

哮喘患者应该忌食哪些食物?

引起哮喘发作的过敏原,大多是蛋白质或含有蛋白质的物质。摄入容易引起过敏的食物,可诱发哮喘,为了避免哮喘的发作,支气管哮喘患者应该注意以下禁忌:

(1)忌海腥发物。如虾、蟹、带鱼、橡皮鱼、海鳗、黄鱼、鳖等,它们很可能是哮喘的过敏原。

（2）忌食蛋类及乳类食品。如鸡蛋、鸭蛋、鹅蛋、牛奶、羊奶、马奶及奶酪、奶油等，因为它们含有大量的异体蛋白，易引起过敏而导致哮喘发作。

（3）忌食或少食厚味滋腻之品。如肥肉、鹅肉、黄鱼、带鱼等，以免助湿、生痰、动火。

（4）忌饮酒。酒性温，可灼津成痰，酒精的刺激也易使患者咳喘加重。

（5）忌食刺激性的辛辣食物。如辣椒、茴香菜、八角、胡椒、辣酱、芥末以及酒、浓茶、葱、蒜等，以免刺激呼吸道使病情加重。

（6）忌过咸的食物。高钠盐饮食能增加支气管的反应性，诱发哮喘。我国民间有"若要哮喘停，盐巴少进门"的谚语。

（7）热哮患者应忌食温热性食物，如羊肉、狗肉、鹅肉、大蒜、辣椒等；寒哮患者应忌食生冷食物，如梨、冷饮等。

（8）应少食过甜的食物，如蜂蜜、白糖、饴糖、甜饮料等，它们会助湿生痰，加重病情。

（9）忌食芥菜。芥菜有使支气管平滑肌收缩的作用，可加重哮喘。

为什么要避免或少吃刺激性和过于油腻的食物？

有的患者吃了过咸、过辣、过甜食物或调味品而诱发哮喘发作，因此，饮食宜清淡为好。像辣椒、胡椒、芥末油、白酒、添加亚硝酸盐较多的食物都应避免或少吃。这些辛辣刺激食物可增强气道高反应性，从而引发哮喘发作。

高脂肪、油煎油炸食物可增加哮喘发作的危险。对花生油过敏的患者吃花生油煎炸的食物会诱发或加重哮喘症状。葵花油、玉米油也可引起过敏。特别值得提出的是食用反式脂肪酸及含反式脂肪酸食品诱发哮喘的情况在增多。反式脂肪酸又叫作人造脂肪。在日常生活中，含反式脂肪酸的食品很普遍，不仅仅是油炸薯条，还有人造黄油、奶油蛋糕之类的西式糕点、烘烤食物，如饼干、薄脆饼、油酥饼、油炸干吃面、炸面包圈、巧克力、色拉酱、大薄煎饼、马铃薯片、咖啡伴侣、冰淇淋以及油炸快餐食品如炸薯条、油炸土豆片、炸鸡块等食物。因此，患者应注意不可贪吃这类食物。

为什么不能过量进食高蛋白质食物？

蛋白质中充当过敏原的分子较多，不论你对食物中蛋白质是否过敏，如果一次进食过量高蛋白质饮食，蛋白质分解不完全，代谢中间产物可使机体发生变态反应和哮喘。

对于过敏体质婴幼儿（指家族中有过敏体质成员的，特别是父母）的喂养尤其要注意，1 岁内提倡母乳喂养，尤其是 6 个月内婴儿。婴幼儿的人工辅食不能添加过早，因为婴儿肠道发育不成熟，蛋白质这类大分子物质不容易在肠道分解，而有相当一部分直接进入机体组织内，这些都可能为日后过敏症的发生留下后患。因此，固体辅食特别是高蛋白质辅食的添加，以 6 个月以后进行为宜。

哪些食物具有抑制过敏的作用？

许多食物具有抑制过敏或抗过敏作用，哮喘患者的膳食中可多选这类食物。

常饮茶和咖啡。哮喘患者常饮茶有缓解症状的效果。茶有绿茶和红茶，含有多种具有保健功能的成分，其中茶多酚含量占茶叶干重的 25%，茶多酚具有多种保健药理效应，包括较强抑制过敏的药理作用。咖啡有缓解支气管平滑肌痉挛、扩张支气管的作用，从而减少或防止哮喘发作。常饮咖啡的人，哮喘发病概率减少。

多食新鲜蔬菜、水果。很多蔬菜、水果具有抗过敏的作用，特别是卷心菜、土豆、胡萝卜、青椒、大蒜、芭乐、木瓜、荠菜等。蔬菜抗过敏作用与其含有丰富的抗氧化剂如胡萝卜素及维生素A、C、E等有关。维生素C、A对维持支气管黏膜上皮血管正常通透性和完整性，防止过敏原入侵有重要作用。维生素C能对抗体内引起支气管平滑肌收缩的化学物质。蔬菜一定要新鲜食用。

服食深海鱼油。医学家发现常食多脂鱼类可减少哮喘发作的危险。进一步研究发现，深海鱼油含有丰富的多不饱和脂肪酸，它们能减少体内白三烯等炎症介质的产生，保护支气管，因此，有抗哮喘发作功效。哮喘患者应常服深海鱼油制品。

常吃蜂蜜和大枣。蜂蜜、大枣具有很好的抗过敏功效，哮喘缓解者常吃可增强抗病和抗过敏能力。每天喝一勺蜂蜜就可以远离伤风、气喘、瘙痒、咳嗽及干眼等季节性过敏症状。蜂蜜中含有微量的蜂毒，蜂毒是蜜蜂体内的一种有毒液体，但在临床上被用于支气管哮喘等过敏性疾病的治疗。蜂蜜还含有一定的花粉粒，经常喝会对花粉过敏产生一定的抵抗能力。红枣中含有大量抗过敏物质，可阻止过敏反应的发生。

高盐饮食对哮喘有什么不利?

临床上发现，患儿的父母反映：孩子第一次哮喘发病就是由于吃过甜、过咸食物引起的。中医学认为，哮喘的起因常与患者自幼吃过多咸食有关，有"咸哮"之说。古书记载："食味酸咸太过，渗透气管，痰入积聚，一遇风寒，气郁痰壅即发"。又如清朝沈金鳌《沈氏尊生书》记载，哮病"大都感于童稚之时，客犯盐醋，渗透气腕，一遇风寒，便室塞道路，气息喘促"。明代《赤水玄珠》一书亦有"自童幼时，被酸咸之味而发"的记载。

据现代医学研究报道，高盐饮食能增加支气管的反应性，从而导致支气管对致病原的刺激过度。哮喘的发病率随经济繁荣而增加，发达国家的发病率高于发展中国家，从发展中国家到发达国家的移民中，日常饮食中盐的含量过高是一个重要因素。有人统计，美国不同地区的食盐销售量与当地哮喘患者的死亡率成正比。在男性及孩童中，盐与哮喘病死率之间有明显的关联。有人使用低盐饮食和高盐饮食进行对比观察，结果显示，高盐饮食加重了哮喘的症状。因此，哮喘患者应尽量减少盐的摄入量，切忌吃得过咸。例如，咸菜、酱菜、咸笋干、咸肉等制品，应尽量少吃或不吃，因为这些食品的含盐量大。

为什么酸性食物不利于哮喘康复？

首先要明确，所谓酸性食物或碱性食物，并不是指味道酸或咸的食物，而是指食物经过消化吸收和代谢后产生的阳离子或阴离子占优势的食物。也就是说，某种食物如经代谢后产生的钾、钠、钙、镁等阳离子占优势则属碱性食物；而代谢后产生磷、氯、硫等阴离子占优势的食物属酸性食物。柠檬、柑橘、杨桃等味道虽酸，但它经代谢后，有机酸变成了水和二氧化碳，后者经肺呼出体外，剩下的阳离子占优势，仍属碱性食物；同理，肉、鱼、蛋类和米面虽无酸味，但代谢后产生的阴离子较多，仍属于酸性食物。因此，不能从食物的味道来区分酸性或碱性食物。

医学研究证明，人体体液（如血液）呈碱性时，身体趋于健康状态；如果偏酸性就容易生病。如果是酸性体质，人体细胞的作用就会变差，废物就不易排出，肾脏、肝脏的负担就会加大，新陈代谢缓慢，各种器官的功能减弱，体内的酸性代谢产物堆积，就会百病丛生。对哮喘患者来说，酸性体质不利于机体康复。而体质的酸碱取向与饮食有极大的关系。多食或习惯吃酸性食物的人，容易变成酸性体质。例如，多食动物性食物的人，其血液的酸度增加，而人体还不具备使这些异体蛋白完全转化为胺的消化能力，可能成为一种过敏原而诱发哮喘。幼儿过食肥腻动物性食物，易形成酸性体质，就容易发生呼吸道感染，而感染是哮喘重要的诱发因素之一。所以哮喘患者不宜多吃酸性食物，而应多吃碱性食物。

表9　食物酸碱性一览表

酸碱程度	食　物　种　类
强酸性	蛋黄、乳酪、甜点、白糖、金枪鱼、比目鱼等
中酸性	火腿、培根、鸡肉、猪肉、鳗鱼、牛肉、面包、小麦等
弱酸性	大米、花生、啤酒、海苔、章鱼、巧克力、空心粉、炸豆腐、葱等
强碱性	葡萄、茶叶、葡萄酒、海带、柑橘类、柿子、黄瓜、胡萝卜、山楂等
中碱性	大豆、番茄、香蕉、草莓、梅干、柠檬、菠菜等
弱碱性	红豆、苹果、甘蓝菜、豆腐、卷心菜、油菜、梨、马铃薯等
中　性	葡萄糖、果糖、普通糖果、糖浆、淀粉（玉米淀粉、木薯淀粉等）、食盐、食醋、柠檬酸、白酒、食用油脂（猪油、牛油、植物油等）、咖啡、饮料等

为什么哮喘患者喝合成饮料要慎重？

有人说，现代的青少年是不知道白开水味道的一代。此话虽然有些夸张，但的确反映了一种倾向，那就是喝饮料已成为现代人们的生活时尚。随着我们生活水平的不断提高，饮食也大大地改善，可供选择的食物五花八门，饮料逐渐取代了白开水，成为现代人喜爱的饮品，特别是年轻人。但是值得提醒的是：经常喝饮料可能对健康存在危害，包括可以诱发哮喘。近年有专家调查发现，青少年支气管哮喘发病率有所增高，除了与现代生活诸多因素的改变包括环境污染有关外，还可能与过量饮用各种合成饮料有密切关系。

饮料是指以水为基本原料，由不同的配方和制造工艺生产出来，供人们直接饮用的液体食品。饮料除提供水分外，在不同品种饮料中含有不等量的糖、酸、乳以及各种氨基酸、维生素、无机盐等营养成分，因此有一定的营养。但即使是所谓的果汁饮料，在加工过程中水果中的维生素常遭破坏。何况真正天然果汁并不多，多是人工合成的。这些合成饮料中含有许多添加剂，如色素、调味剂、防腐剂等，而这些添加剂大多数是人工合成的，难免含有有害杂质包括过敏原，有潜在诱发哮喘的危险。美国研究人员证实，人工合成色素如香精可引起多种过敏症，如哮喘、荨麻疹、皮肤瘙痒等。因此，哮喘患者喝饮料要慎重。

哮喘患者能否饮酒？

哮喘患者中约有 10% 对酒精过敏，这些人对微量的酒精，例如某些咳嗽药水中含有的酊剂，服后可激发起病，这些人当然不能饮酒。其他大部分患者，在缓解期如饮少量酒，常无大妨碍，但如果多饮，由于酒精能刺激咽喉，兴奋大脑皮质，扩张外周血管，这些都有激发哮喘的作用，所以还是以不饮为宜。

哮喘患者有哪些食疗方？

（1）热喘食疗方

① 萝卜粥：白萝卜 200 g 捣成汁，准备生石膏 30 g，粳米 50 g，冰糖适量。先将石膏放水中煮，30 min 后去渣取汁。再加入粳米熬粥，等粥熬好后加冰糖熬至溶化，最后兑入萝卜汁食用。让患者连服 10 ～ 15 日。

② 豆腐 500 g，麦芽糖 100 g，生萝卜汁 1 杯，混合煮开，为 1 日量。分早晚 2 次服。

③ 鲜嫩丝瓜 5 个，切碎，水煎去渣后口服。或用丝瓜藤汁，每次口服 30 ml，一日服 3 次。

④ 苦杏仁 15 g，萝卜 500 g，牛（猪）肺 250 g（洗净切块）。同放锅内煮烂，调味服食。每天或隔天 1 次。连服 30 天。

（2）寒喘食疗方

① 生姜葱白粥：生姜 5 片，葱白 5 段，糯米 50 g，煮粥服用后盖被发汗。

② 核桃白果生姜汤：核桃肉、白果仁各 10 g（炒后去壳），生姜 3 片，加水煮汤饮用。每天 1 剂，连服 10 ～ 15 天。

③ 姜丝煎鸡蛋：以香油煎鸡蛋，并与姜丝一起炒。每天 1 个，7 ～ 10 天为一个疗程。

④ 杏仁 5 g，麻黄 6 g，豆腐 100 g，混合加水煮 1 小时，去渣，吃豆腐喝汤。每天或隔天服 1 次。

（3）虚喘食疗方

① 芝麻 250 g，生姜、蜂蜜、冰糖各 125 g。先将生姜捣烂取汁，然后将芝麻洗净后浸拌于姜汁内，放入锅中用文火炒熟，出锅放凉，再将蜂蜜与冰糖溶化加入姜汁芝麻调匀，置于广口容器中。每天早起后和晚睡前各服 1 汤匙，连服 10 ～ 15 天。

② 猪肺 250 g（洗净切片），核桃 30 g，生姜 15 g，一起炖熟，每天 3 次。在 1 ～ 2 天内服完。

③ 黄芪 15 g，五味子 6 g，煎汁去渣，打入鹌鹑蛋 5 个，煮熟后吃蛋喝汤，连服 10 天。

④ 紫河车 1 只和干地龙 100 条共研细末，装入空心胶囊中备用，每次口服 5 ～ 8 粒，每天 3 次，空腹温开水送服，10 天一疗程。

⑤ 南瓜 500 g，冰糖、蜂蜜各 50 g，姜汁适量。将南瓜切开顶盖，除去瓤及瓜子，放入姜汁、冰糖、蜂蜜，盖上顶盖，用竹签固定，隔水炖 2 小时即成。

⑥ 杏仁 15 g，核桃仁 6 g，菠菜籽 5 g，煎汤服。每天 1 次，连服 15 ～ 20 天。

哮喘发作时怎样做好饮食调养和水分补充？

哮喘患者发作时，往往精神状态不佳，食欲降低。饮食调养应以流质或半流质饮食，清淡、易消化为宜，避免冷食冷饮，以免激发或加重哮喘病情。饮食安排宜少食多餐，不可过饱。很多哮喘发作是因为饱食引发的。

哮喘发作时要特别注意及时补充水分。哮喘患者发作时，呼吸频率加快，发作越严重，呼吸就越快，从呼吸道丧失的水分（医学上称为不显性失水）就越多；另一方面，因呼吸困难，患者烦躁不安，情绪紧张，心率加快，大量出汗，也丧失很多水分。因此，哮喘发作时，患者大多存在不同程度的脱水状态，甚至出现酸中毒。而水分丧失，使得患者气道痰液黏稠不易咳出，阻塞气道，加重喘息症状。因此，哮喘发作时应及时补充水分。

临床常见到一些哮喘患者发作时呼气困难、不能平卧，即使口服了多种平喘、祛痰和抗感染的药物，甚至用了糖皮质激素，疗效仍不明显，但让患者喝足量水或者输液后，症状却会很快减轻。临床实践证明，让患者补充足量水分是治疗支气管哮喘的重要手段，所以有"哮喘刚发作，白水也是药"的经验之谈。

补水的方法一般包括饮水和静脉输液。经静脉滴注液体补充水分毕竟有限，一般情况下，口服补水是一个十分重要又经济简便的途径，而这一点恰恰容易被忽视。口服补水除直接饮水外，还可以让患者进食面汤、米粥等流质或半流质饮食。饮水最好饮淡盐开水。

中医对哮喘的饮食养生主张什么？

中医对哮喘的饮食养生主张是根据哮喘辨证提出的。中医将哮喘分为寒热两种。出现咳痰清稀、四肢不温等症状者为寒喘，应忌吃生冷寒凉的食物，如水果、土豆等，在烹调蔬菜过程中，可以适当加点生姜、胡椒等热性食物，或与牛肉、瘦猪肉、排骨等温热性食物共煮；出现咳痰黄稠、身热喜冷者为热喘，则不应吃过于温燥热性的食物，如羊肉、葱、大蒜、生姜、胡椒等。

此外，小儿患者消化功能尚未健全，老年患者消化功能减弱，因此在哮喘发作期间，患者应少食胀气及难以消化的食物，如红薯、土豆、韭菜、黄豆等。它们进入机体后，会产生腹胀，横膈上抬，胸腔缩小，对肺通气不利，加重呼吸困难。在哮喘发作时，一定要多补充水分，进清淡流质饮食，以防止脱水和痰黏稠不易咳出而使呼吸困难加重。

哮喘患者如何进行心理调整？

支气管哮喘患者既有气道的生理、病理学改变，也有精神心理方面的改变。哮喘发作与自主神经调节紊乱有一定的关系。有些哮喘患者，在病情稳定的情况下，由于情绪激动、精神紧张、受恐吓、激动、甚至大笑而诱发哮喘发作。所以，树立患者治疗哮喘的信心，调整其心理状态，对预防哮喘发作和减轻哮喘发作程度，都是非常重要的，不可缺少的。

（1）提高认识，树立信心

支气管哮喘虽是一种较难彻底治愈的疾病，但随着医学的发展和进步，长期缓解并非不可能。目前所采用的中西医结合治疗为主的方法，使许多哮喘患者通过适当治疗病情得到长久缓解，甚至终身不再发病。

（2）解除患者的恐惧心理

许多哮喘患者对该病十分恐惧，并因反复发作，治愈难度大而丧失信心，产生忧郁心理，这常常影响治疗计划的实施。事实上哮喘虽较难彻底治愈，但它存在着一定的"可逆性"，经过正确治疗，可以避免或延缓发展成肺气肿、肺心病等，有的患者病情轻、年龄小，倘若治疗合理可彻底治愈。重度哮喘引起患者重度缺氧时，患者常烦躁不安，有濒死感。如果患者的抗炎治疗得当或在急性发作时处理及时，哮喘不会引起死亡。所以哮喘患者不应该因为害怕、恐惧而过度地限制自身活动，在缓解期应尽可能参加各种适合自己的活动，充实生活，增强体质。

（3）消除对治疗哮喘药物不良反应的害怕心理

许多哮喘患者长期服用某些西药，因此害怕其产生不良反应。尤其是激素，全身不良反应大，但目前已改为小剂量的局部使用，因此很少有全身的不良反应，常发生的口腔真菌感染和口腔干燥等不良反应，可通过用药后漱口解决。在重症哮喘患者中，短期给予糖皮质激素口服，也十分安全，口服该药的危害仅与长期服用有关。因此，不必对这些抗哮喘药产生顾虑，应积极配合医生治疗。

（4）使哮喘患者克服自卑感和依赖感

突然发作哮喘常使患者不能适应，感到恐惧和无助，而产生依赖感和丧失自信心，导致患者需要长久性的药物治疗。应鼓励患者树立信心，积极配合医生治疗，克服自卑感和依赖感。

（5）消除家庭因素对哮喘患者的心理影响

不良的家庭矛盾均可影响患者引起哮喘发作，因此应该使哮喘患者的家庭成员了解哮喘患者起病的原因、治疗和预后等问题，减少家庭因素对哮喘患者的影响，并通过患者家属帮助患者树立起坚持治疗的决心，支持和协助患者积极完成治疗。家庭成员的关心和帮助，会使患者心情舒畅，有利于疾病的康复，减少发作次数及减轻发作程度。

同时，哮喘患者要培养良好的心理适应能力，随时调整情绪，避免不良因素的刺激。如出现胸闷、憋气时，应该立刻放松精神，同时积极配合医生治疗。在缓解期，患者可以进行适当的体育锻炼和气功疗法，增强体质和自信心，促进身体和精神的放松，消除紧张感，从而预防支气管哮喘的发作。

哮喘患者能参加运动吗？

在前面提到有一种叫作运动性哮喘。既然运动可诱发哮喘，那么哮喘患者还能参加运动锻炼吗？我们不要把运动性哮喘与哮喘患者能不能参加运动锻炼混为一谈。运动性哮喘是哮喘的一种特殊类型，是少数人在特定条件下由运动诱发的哮喘。而对大多数哮喘患者而言，在缓解期参加适度的运动锻炼是有许多好处的。即使有运动性哮喘也不等于就和运动绝缘了。哮喘患者在缓解期坚持运动锻炼，不仅不会增加发作的危险，反而可降低运动后气喘的发生。因此，应当鼓励哮喘患者在缓解期参加适宜的体育运动，不仅可以改善哮喘患者的体质，也可以提高机体的抗病能力和对环境的适应能力。

呼吸体操锻炼可以使哮喘患者安静时的呼吸频率下降，有助于保持肺组织的弹性，增加呼吸肌力量，增加肺活量，改善肺部的通气和换气功能。患者在空气清新的户外进行轻松而有节奏的散步或慢跑，可以促进躯体和精神放松，消除紧张的心理，从而缓解支气管痉挛，减少哮喘发作。经常接触大自然，逐渐适应气候和环境的变化，可以减少感冒和呼吸道炎症的发生。

哮喘患者进行运动锻炼要做好思想准备，必须持之以恒，才能取得良好效果。同时要严格遵守循序渐进、量力而行的原则，不能操之过急，否则就可能诱发或加重哮喘发作。

哮喘患者户外活动应注意哪些事项？

哮喘患者如对花粉过敏，在春暖花开的季节尽量避免去鲜花盛开的地方，在花粉飘散的季节也应尽量避免中午和晚上外出。

运动性哮喘患者，应进行适当的耐力锻炼，运动时戴口罩，可减少呼吸道水分丢失，减少冷空气对呼吸道的刺激，以预防发作。

冬季外出时为了避免吸入干冷空气诱发或加重哮喘，患者应戴上口罩。

哮喘患者怎样选择体育锻炼项目?

为了使哮喘患者的体能锻炼收到预期的效果,必须使运动符合哮喘患者的特点,科学地、适当地进行锻炼,选择适合哮喘患者的运动项目。但哪些运动比较适合哮喘患者呢?在常见的体育运动项目中,适合哮喘患者参加的依次是游泳、划船、太极拳、体操、羽毛球、散步、骑自行车、慢跑。哮喘患者可以参加一些轻松、娱乐性强的有氧运动和比赛,在轻松愉快的心境中达到锻炼身体的目的。

但在运动时应避免争强好胜的心理,不要勉强去做一些自己不能胜任或不适合的运动,如百米赛跑、足球、登山等。

哮喘患者进行体育锻炼有何益处?

医疗体育是通过自我锻炼达到改善身体素质、防治疾病的一种体育运动。哮喘患者在应用药物治疗的同时,进行适当的医疗体育,不仅可以使病情好转,药物疗效得到巩固,延长缓解期,还可以改善患者的身体素质,提高机体的抗病能力和对环境的适应能力。

(1)通过室外体育锻炼,经常接触大自然,可使哮喘患者逐渐适应气候和环境的变化,增强机体的非特异性免疫力,从而避免和减少气道的感染性炎症,减少感冒和呼吸道炎症的发生,消除诱发哮喘的因素。

(2)气功疗法可使机体精神放松,消除心理紧张情绪,缓解支气管痉挛,控制或减轻发作。

(3)通过医疗体操改变呼吸形式,提高呼吸效率改善全身氧气供应而减轻临床症状,如气促、呼吸困难等。

(4)改善心肺功能,增强体能,提高日常生活和工作能力,避免或减少因劳累而诱发哮喘。

哮喘患者怎样进行耐寒锻炼?

哮喘患者进行必要的身体耐寒锻炼,是较为有效的防治哮喘发作的方法。耐寒锻炼的目的是使人体能适应寒冷刺激。哮喘患者进行此项锻炼应当从夏季开始,用冷水洗手、洗脸和揉搓鼻部。若身体状况允许,夏天还可用冷水擦身。逐步适应寒冷的锻炼活动,只有坚持才能收到显著的效果。此外,还应积极进行户外活动。不管采用哪种耐寒锻炼方式,都必须量力而行,循序渐进,持之以恒。过量的运动只能加重心肺负担,增加耗氧。量力而行,每次活动后心率略有增加,休息 15 min 后可恢复正常,有利于患者的健康及疾病的康复。从夏练到冬,从冬练到夏,天气好时在户外慢跑、做广播操或打太极拳等。从天暖之日起,天气不好时在户内冷水擦身,持之以恒,常年不辍,无疑有助于增加耐寒能力,少患感冒,减少哮喘发作。

体能锻炼时的注意事项有哪些?

哮喘患者参加体能锻炼总的原则是:选择合适的项目、遵循循序渐进、量力而行,具体还要注意以下事项。

避免在寒冷干燥的地方锻炼。运动后由于呼吸次数增加,加重气道水分和热量的丢失,在寒冷干燥的地方尤其严重,可导致气道黏膜渗透压增加、气道内冷却诱发支气管痉挛,因此应尽量在温暖、湿润的环境中锻炼。

做好充分的准备活动。做任何运动前,最少要有 10 min 的热身运动,当中应包括一些轻松活动,如步行或伸展运动。因患者潜在有运动性哮喘危险,或伴有不同程度缺氧现象和肺功能障碍,如果突然加重运动可能诱发运动性哮喘或加重缺氧,不仅难以达到锻炼目的,而且可加深肺功能损害。因此,在运动时要做好充分的准备活动,以逐渐适应活动量的增加。

切忌活动量过大。在运动时如果运动量过大,易使心肺负荷过大,导致心率过快和肺过度通气，容易诱发哮喘或加重缺氧。哮喘患者合适运动量的标准，一般以运动时的心率保持在患者最高心率的 60% ～ 70% 为度。当患者对一定的运动量适应之后再逐渐增加运动量。

运动前不宜吃得过饱。调查显示，运动前 2 小时食量过多，过敏症的发病率会增加，也易发生气道痉挛。因此，过敏性哮喘患者运动前不宜吃得过饱。

急性发作期不宜运动。在急性发作期患者处于体内缺氧状态，此时再进行体育活动犹如"雪上加霜"，而积极治疗并充分休息是缓解缺氧的最好办法。因此，哮喘患者的体育锻炼主要在缓解期进行，只要哮喘不发作就应自始至终坚持每日运动。

运动前预防性用药。有运动性哮喘的患者或运动后症状加重的患者，应在运动前预防性吸入色甘酸钠或喘乐灵等 β_2 受体激动剂。一般吸入 10 min 后再进行活动，可以避免绝大多数患者喘息发作。

哮喘患者在锻炼中怎样掌握运动量？

运动量指的是从事不同运动项目所消耗体内能量的总和。

用公式表示就是：运动强度 × 运动时间 = 运动量。

运动量的大小和身体的总耗氧量成正比，而总耗氧量和心率成正比。因此心率是反映运动强度的生理指标。成人最高心率约等于 220 − 年龄。

一般成人运动量心率公式：最高心率（次／分钟）=（220 − 年龄）×0.75。

哮喘患者参加运动怎样掌握运动量呢？一般主张一周运动锻炼 4 ～ 5 次，每次 20 ～ 30 min。在进行运动时，心率达到其最大心率的 60% ～ 80% 的运动量比较合适。

比较简单的运动量计算方法是使运动时心率 + 年龄 = 170 为适当。或者运动后的心率增加不超过运动前的 70% 为宜。

运动时数自己脉搏跳动次数一般即可代表心率，另外还可以凭主观感觉来判断。运动时如果感到胸部有紧压感、心跳剧烈、头晕、呼吸急促等，说明运动量过大，应调整运动量。但无论做什么运动都不要马上停下，而应减小运动量至逐渐停止运动。如果运动后感觉精神振奋，食欲增加，睡眠良好，工作学习效率较高，说明运动量合适，达到了锻炼的目的，应坚持下去。

怎样进行呼吸体操锻炼？

呼吸体操锻炼可以使哮喘患者安静时的呼吸频率下降，有助于保持肺组织的弹性，增加呼吸肌力量，增加肺活量，改善肺部的通气和换气功能。哮喘患者习惯于以胸部活动为主的呼吸形式，耗氧多，导致在活动和说话时气促。呼吸体操是以腹式活动为主的新型呼吸运动，同时强调呼气，这样呼吸耗氧少，可以减轻气促，改善全身氧气供应，减少哮喘发作次数。下面介绍一套呼吸保健操的运作方法。

第一节　预备运动。原地踏步，两手拍手。

第二节　擦鼻运动。身体直立，两脚平分与肩同宽，两手示指在鼻两侧迎香穴上下按擦，第四拍时沿鼻经眉尖擦过太阳穴向两颊往下擦面部，反复进行。

第三节　颈部运动。立姿同上，两手叉腰，颈部向前低、向后仰两次，向左右各转动两次，反复进行。

第四节　扩胸运动。立姿同上，两臂下垂，双手半握拳，拳心向内，两臂向前平伸，拳心向下，两臂胸前平屈，拳心向下，向后振两次，然后两臂向两侧展平，用力向后振两次，接着两臂放下。

第五节　腹式呼吸运动。立姿同上，双手放腹部，随吸气两手外展，呼气时两手向下按压腹部，使腹部内凹。

第六节　转体运动。立姿同上，先向右转体，同时两臂侧平举（吸气）后回正，两臂在胸前交叉（呼气）；再向左转体，同时两臂侧平举（吸气）后回正，两臂在胸前交叉（呼气）。

第七节　模仿游泳运动。立姿同上，两手手心向上，夹在腰间两侧，先吸气；后上体前倾 90°，同时两臂向前伸，拳心向下，低头吐气。

第八节　深呼吸运动。立姿同上，两臂下垂，抬头挺胸，同时两臂举向斜上方，用鼻做深而慢的吸气，两臂随上身前屈，逐渐下伸，将手伸向脚部，同时将气呼出，两臂伸直。

第九节　跳跃运动。两脚原地跳，两手随音乐轻拍胸部。

第十节　放松运动。1～4 拍两臂侧平举，5～8 拍上体前倾，两臂在身体前后左右交叉放松摆动。

哮喘患者能游泳吗？

游泳能够提高心肺功能，是哮喘患者最理想的体育锻炼项目之一。游泳时人的胸腹部受到池水持续均衡的压力，长期游泳锻炼，可以使呼吸深度增加，肺活量提高，增强心肺功能。参加适当的游泳锻炼可以提高患者对水温、气温的适应能力，增强体质。而且，游泳时空气湿润、温度适宜，对呼吸道刺激小，通常不会诱发哮喘。但是部分患者可能对室内游泳池的高氯环境不适应，一进入游泳池即出现打喷嚏、咳嗽等症状，对于这类患者不建议进行游泳锻炼。进行比较剧烈的水上运动，可增加氯离子的吸入，过多的氯离子会对呼吸道造成明显的损伤。有报道称，过多参加激烈的游泳比赛可能增加哮喘发作的频率。

哮喘患者旅游时应注意什么？

旅游不但能愉悦身心、强身健体，还能增长知识、陶冶情操。但是哮喘患者在旅游时要注意以下几点，以防疾病发作。

（1）旅游前应到医院做一次体检，了解身体状况能否适应旅游。如患者病情处于不稳定期，离不开平喘药的使用，应放弃旅游。旅游时最好有人陪同，并随身携带病情摘要和平时哮喘用药、急性发作时的急救药，以防万一。

（2）做好环境过敏原暴露的预防工作。春秋时节是旅游的黄金季节，一般而言，旅游目的地多为花木繁多之处，空气中的花粉种类多、浓度高，对哮喘患者而言，诱发哮喘的发作可能性增加。采取有效的预防措施是必需的。对有花粉症的患者，在旅游时尽量减少或避免森林游或参观植物园等活动，或在活动前使用一些抗过敏的药物作为预防。

（3）要量力而行，不能乐而忘返，造成过度疲劳。每日活动时间不要超过 6 小时，睡眠休息时间不少于 10 小时。时间和日程安排宜松不宜紧，路途宜短不宜长，活动强度且小不宜大。

（4）要注意穿戴适宜，注意饮食保健。外出旅游时，各地的气候条件有所不同，冷热变化较大，且旅游活动时活动强度相对较大，机体容易或热或凉。要带足衣服，根据情况及时增减。同时在饮食中避免一切可疑的致敏食物，对一些以往没有吃过的食物宜少吃或不吃。

哮喘患者住所安排应注意哪些?

卧室内可有尘螨、尘土和真菌，这些均是诱发哮喘的过敏原。因此，安排好卧室，对哮喘患者来说十分重要。哮喘患者所住的房间应保持空气新鲜、气流通畅、气温适宜，无灰尘、煤气、烟雾、油漆气味及其他一切具有刺激性的物质，最好远离厨房。被褥等寝具应清洁、光滑、柔软、平整，以纯棉织品为宜，不宜用羽绒枕头以及羽绒被。室内避免放置各种花草。家中不要养猫、狗或鸟类、家禽等。减少或避免使用各种罐装喷雾杀虫剂。室内禁止吸烟，以免诱发或加重哮喘。

经常清洁卧室、卧具，移出居室中所有易积尘的物品，定期清扫卧室和坚持每日通风，经常烫洗卧具，特别是较难清洗的卧具，如枕芯、棉被、床垫等，应经常在日光下曝晒、拍打，有条件者可以经常更换。地毯、沙发等物品也应清扫，必要时使用杀虫剂。因香水诱发哮喘者，应该禁止使用香水。

由于真菌能诱发哮喘，在梅雨季节尤其注意避免潮湿，关闭窗户，调节室内温、湿度，以减少和抑制真菌、螨虫滋生。

室内常见的过敏原应如何处理？

（1）螨虫过敏应如何进行环境控制

① 每周清洗一次床单、被套、枕头套，尽可能使用高温来洗涤（60 ℃以上最佳）。经常让寝具通通风，能直接晒太阳最好。枕芯和被子最好选用化学纤维材质的，不要选用羽毛或荞麦皮这类材质，因其本身可能引起过敏。

② 尽量不玩毛绒玩具，如果孩子非抱不可，那么至少每周用60 ℃以上的热水洗涤一次这些玩具。

③ 加软垫的床头板、布艺沙发、软垫椅都为尘螨提供了最好的寄生环境，所以最好不用。

④ 避免使用易积灰的厚重窗帘，可选用简单易清洗的纯棉窗帘。

⑤ 避免使用地毯，可选用易于清理的硬木地板或瓷砖地面，每日擦拭，注意墙角和家具的底部和缝隙处。

⑥ 勤通风，每天至少两次，每次半小时。让居室内的湿度降低。

⑦ 也可使用防螨的被罩、枕套和床单，这种材质可流通空气，但织法细密，所以尘螨及排泄物不易泄漏。这些防螨床上用品可当作孩子和尘螨间的绝缘体，但价格较昂贵。

⑧ 将衣物放入衣柜内，不要长时间挂在室内，易堆积尘土。

⑨ 居室清扫要彻底，不留死角，可选择对尘螨过敏患者不在家的时间打

扫卫生。打扫卫生时用湿抹布擦拭尘土，从而减少尘土飘浮在空气中。

⑩ 使用空调的家庭，建议每月对空调过滤网用流动水冲洗一次。

（2）室内尘土过敏该怎样进行环境控制

① 应尽量保持室内清洁，避免或减少家庭用品聚集灰尘。

② 应避免使用地毯及容易积聚尘土的家具。

③ 应避免用棉花、羽毛等充填的玩具。

④ 书籍应放在封闭的书柜内。

⑤ 旧报刊、杂志及其他容易积尘的物品应移出室外。

⑥ 尽量移开或减少室内植物，如果为人造花卉应注意保持清洁。

⑦ 使用空调或空气过滤机可清除大量灰尘及其他吸入过敏原。

⑧ 尽可能清除卧室内灰尘，床垫和枕头最好选用便于清洗的合成材料制成品。

（3）真菌过敏该怎样进行环境控制

① 避开潮湿房间，如地下室，勿使用加湿器。

② 卫生间的地面和墙壁应经常擦洗，保持光洁，浴帘亦要经常清洗，避免真菌生长。

③ 家中墙壁和地板的真菌可用 1%～2% 福美锌擦洗来控制。墙壁天花板上有大片菌斑时也可选用防水、防霉好的乳胶漆重新粉刷。

④ 保持家中干爽、通风。可使用除湿机让家中湿度保持 50% 以下，以抑制真菌生长。

⑤ 有霉味的地毯、纺织品以及书籍均要拿走。

⑥ 室内尽量不要摆放盆栽植物，因为真菌也可生长在土壤中。

⑦ 垃圾桶应放在室外，并每天倒掉垃圾，定期用漂白剂清洗垃圾桶。

⑧ 经常给冰箱除霜、清洗并保持干燥以防真菌生长。

⑨ 使用空气过滤器和空调的家庭，要定期用流水清洗或更换滤网。

⑩ 外出时应避开真菌易于滋生的地方，如树叶堆、近地面树干、阴暗处或草木繁茂处及堆放垃圾的地方。

（4）对宠物过敏该怎样进行环境控制

① 如有可能，家庭禁养宠物。

② 禁止宠物进卧室，经常使用真空吸尘器除尘。

③ 应尽量避免动物毛发制品，如：地毯、织物等。

④ 在室外也要避免接触动物，如：对马毛过敏者应禁止骑马。

（5）对花粉过敏该怎样进行环境控制

树木、牧草及杂草花粉是无法完全避免的。如患者无法迁居，则可采取如下措施。

① 花粉过敏患者在花粉高峰期要尽量减少外出，多在室内活动；不要到树木、花草多的公园或野外活动，不要采集花枝。

② 避免室内养花。

③ 花粉高峰期应关闭居室门窗，可有效防止刮风时将花粉带入室内。

④ 开窗时应挂湿窗帘，以阻挡或减少花粉侵入。

⑤ 花粉高峰期外出活动时可戴上口罩。

（6）蟑螂过敏如何防治

蟑螂过敏可通过整顿环境，消灭蟑螂的隐蔽处所及使用灭蟑药来杀灭蟑螂。可通过以下措施来防治。

① 食物放入容器内密闭保存，断绝蟑螂的食物来源。

② 应定期彻底打扫室内卫生，家中不堆放纸箱报纸或空瓶。

③ 及时倾倒室内垃圾。漏水的龙头要修好，避免家中潮湿的环境。

④ 室内地板、墙壁要妥善修补，可以用水泥或干燥剂填补缝隙。

⑤ 室内家具的放置尽量避免留有缝隙。

⑥ 晚上睡觉前，将厨房、水槽、浴室等处的排水孔紧密盖紧，防止水沟内蟑螂沿排水管道侵入室内。

⑦ 放置除蟑螂药剂时，应留意空隙及裂缝。

⑧ 杀灭蟑螂后要彻底清除蟑螂尸体及排泄物。

哮喘患者服饰应注意哪些？

哮喘患者的衣物，也常为诱发哮喘的因素，如患者穿羊毛衫、鸭绒衣、动物毛皮制品、腈纶、涤纶、化纤等可诱发哮喘。有时衣料上的染料也可致敏而诱发哮喘。因此哮喘患者的内衣，最好以纯棉制品为适宜，要求光滑、柔软和平整，衣服不宜过紧。同时哮喘患者的抵抗能力较差，在季节交替、寒暖失调、秋冬季节应注意保暖，添加衣服，避免感冒引发的哮喘。

心理因素会影响哮喘的疗效吗？

心理因素作为应激源影响哮喘等心身疾病的多种中介机制，有以下几方面：①自主神经系统。抑郁和失助感可以使某些哮喘患者的副交感神经活动加强，导致支气管平滑肌收缩，从而促发或加重哮喘。②神经—内分泌—免疫系统。心理变化会导致相应的生理变化，主要为下丘脑—垂体—肾上腺轴（Hypothalamic-Pituitary-Adrenal Axis，HPA）功能过强或过弱。这些生理变化如持续下去，会发生病理变化，导致心身疾病时的结构性改变。急性应激可激活 HPA 轴，升高血中糖皮质激素水平，对哮喘有治疗作用。但是在强烈持续的应激下，HPA 轴过度激活，肾上腺皮质功能受损，进入应激的衰竭期，当机体再次发生哮喘时糖皮质激素产生不足，使哮喘加重。③其他机制。包括焦虑、恐惧、哭喊等情况下造成过度通气，气道失水、反应性升高，从而促发哮喘。

有些哮喘患者由于种种原因，长期治疗不足，并受到哮喘反复发作及治疗药物的影响，给他们带来了心理方面的障碍，表现为情绪低落、绝望、缺乏自信心，担心哮喘严重发作会引起突然死亡、哮喘无法治愈，抵抗力低下等。疾病使孩子的学习、生活受到影响，久而久之，患者会产生自卑孤僻、消极悲观、偏执沉默的特殊性格，甚至对治疗失去信心。同时，情绪波动、心绪郁闷又可激发哮喘发作。这说明在哮喘治疗中，心理因素是非常重要的。

哮喘患者会产生哪些心理问题？

（1）自卑感和依赖感。在哮喘患者中，普遍存在自卑感和依赖感，尤其是儿童。突然的哮喘发作常常使患者不能适应，感到恐惧和无助。依赖感和自信心的丧失常导致患者需要永久性的药物治疗。

（2）哮喘患者每次发作时引起心理上的恐惧和紧张。主要表现为以下几个方面。

① 恐惧哮喘引起的死亡。当重度哮喘引起患者重度缺氧时，患者常烦躁不安，有濒死的感觉。其实，多数哮喘的死亡与治疗不及时或方法不当有关，如果患者的抗感染治疗适当或在哮喘急性发作时处理及时，可完全避免死亡。

② 哮喘患者过度地限制自身活动。其实哮喘患者应该和正常人一样有充实的生活，并尽可能参加一切正常活动。

哮喘的预后问题：哮喘虽较难完全治愈，但是经过正确的治疗，很少引起永久性的肺功能障碍。

怎样对哮喘患者进行心理治疗？

哮喘患者的心情直接影响到治疗效果。有经验的医生在治疗时考虑会比较全面，在施治过程中有的放矢对患者的心理进行疏导，帮助患者建立治疗的信心。百病皆生于气，哮喘尤为如此。保持精神愉快、乐观开朗、心境平和是防止哮喘复发的重要措施。首先应了解哮喘的有关知识，树立战胜哮喘的信心，消除紧张情绪，减轻压力，患者家属在这方面应对患者进行鼓励和开导，协助病人克服恐惧、抑郁、自卑、依赖等心理。要多培养一些兴趣爱好，如听音乐等方式来陶冶情操，进行放松训练等心理调控方法，使患者保持一个良好的心境。

怀孕后的哮喘患者应注意哪些?

很多患哮喘的妇女担心怀孕后病情会加重，影响母子健康，事实上，据统计约 36% 的哮喘孕妇在妊娠期间哮喘减轻，41% 无明显变化，仅 23% 的哮喘患者可能出现病情的加重，其中少数患者会影响到孕妇和胎儿。怀孕过程中哮喘患者病情的变化可能与孕妇体内激素分泌的变化有关。

哮喘患者妇女怀孕后应该注意哪些事项？归纳起来有以下几点：积极预防哮喘发作，及时缓解发作时症状，注意纠正孕妇缺氧状态及避免使用对胎儿有损害的药物。

哮喘妇女怀孕后应尽可能避免促发哮喘的因素，尽可能消除和避免接触生活环境中的各种过敏原，例如，花粉、灰尘、煤烟味、香料、冷空气和宠物等，禁止吸烟和避免被动吸烟，避免精神紧张，防止呼吸道感染。主要的措施包括：预防尘螨、预防室内空气污染、避免过敏性食物、避免过敏性动植物的接触、保持情绪稳定等。在空气中过敏原浓度增高的季节以及空气质量较差的时间避免外出。保持室内适宜温度和湿度，避免过分劳累及精神紧张，并注意预防呼吸道感染。若有缺氧应及时吸氧，以保证孕妇及胎儿氧供应充分。

大量研究认为，导致哮喘患者不能顺利怀孕和分娩的危险因素主要与哮喘发作的严重程度有关，而在严密的观察和有效的治疗下，哮喘患者怀孕和分娩的风险并不比正常孕妇高，也不会对胎儿产生不良后果。经良好控制的孕妇大多数都能较顺利地度过整个妊娠期。反之，如果孕妇哮喘症状长期得不到有效的控制，特别是反复发作的中重度哮喘，可能因发作时的体内缺氧而导致胎儿低氧血症，使胎儿宫内发育迟缓。这样早产儿、低出生体重儿、高胆红素症、新生儿畸形等发生率将会增加，有的甚至危及孕妇和胎儿的生命。

很多哮喘女性害怕怀孕期用药会对胎儿产生有害的影响，害怕和拒绝用药，以致哮喘病情发展更为严重，这对孕妇和胎儿都非常有害。实际上，有很多药物还是很安全的，可供选择应用。目前证实，应用常规剂量，尤其是吸入性短效 β_2 受体激动剂，对孕妇和胎儿均是安全的，但不推荐使用长效 β_2 受体激动剂。肾上腺素有致畸作用，禁用。虽然有报道妊娠期长期口服糖皮质激素可能会使妊娠糖尿病和先兆子痫的发生率稍有增加，也可能会引起早产和胎儿体重减轻。但由于哮喘剧烈发病和缺氧对胎儿所造成的危害可能更大，因此该用激素的时候，在医生的指导下，还是应当使用。近年来经国外学者长期动物实验和临床观察，特别是通过药物动力学研究证实，氢化可的松、泼尼松和泼尼龙对胎儿没有多大影响，而地塞米松进入胎盘浓度较大，对胎儿的作用和对孕妇的作用相似。根据以上结果，如果哮喘孕妇因病情需要应用口服泼尼松、泼尼松龙或静脉滴注氢化可的松，对孕妇和胎儿来说还是安全的，但地塞米松则不宜应用。由于吸入糖皮质激素主要在局部起作用，全身不良反应更少，安全性比口服和静脉滴注要好。特别对于一些长期吸入糖皮质激素的哮喘孕妇不应突然停药，因为至今尚未发现吸入糖皮质激素对孕妇和胎儿有特殊影响。

妊娠期用药应注意的事项：①妊娠前 3 个月是胎儿发育的关键时期，应用药物要严格，尽可能采用非药物疗法；妊娠 3 个月后用药可适当放宽。尽量避免应用对孕妇及胎儿安全性尚未确定的药物。②尽可能通过吸入途径用药，减少全身用药时药物通过胎盘的机会。如果哮喘发作每周少于 2 次，夜间哮喘发作每月少于 2 次，可选用 β_2 受体激动剂吸入剂，在常规剂量下对胎儿没有损害作用。如果症状得到控制则停用。③控制哮喘首选吸入糖皮质激素。④尽可能减少低氧血症对胎儿可能造成的危害。⑤控制哮喘症状所需平喘药物的剂量最小，不良反应控制在最低限度。

当妊娠期出现呼吸道细菌感染或其他情况需用抗生素时应尤其谨慎，一般来说按美国食品药品管理局对妊娠期抗生素的分级，青霉素、头孢菌素、大环内酯类、氨基糖苷类等抗生素属于对孕妇较为安全的 B 级，但考虑到哮喘孕妇的过敏状态，应用大环内酯类抗生素即红霉素、罗红霉素、阿奇霉素等较为合适，此类抗生素引起过敏的概率较低。

除了预防和正确用药，在孕期中需对孕妇生理状况及胎儿进行监测，以尽早发现病情变化。对哮喘孕妇和胎儿都需要用适当的检查方法以观察病情的变化。孕妇定期用峰速仪测量最大呼气流速，一直应用到分娩前。这是因为最大呼气流速可间接估计气道高反应性和气道过敏性炎症状况，其值的下降可先于胸闷、气急等症状的出现。这提示哮喘的不稳定状态，可能存在对胎儿的潜在危险，需要立即进行药物调整。

哮喘患者的家人应注意哪些？

（1）在家里比较醒目的地方贴一个便条，以提醒患者使用控制药物。

（2）在门口也贴一张便条，以便在患者出门时检查是否随身携带了快速缓解的吸入药物，确保紧急需要时，能够很容易找到它。

（3）将吸入器放在室温下保持，而不是在冰箱里。

（4）定期清洁吸入器和面罩。

（5）定期检查吸入器，以确保药物足够且在有效期内。

（6）了解患者哮喘行动计划。

如何帮助哮喘患者远离诱发哮喘的物质？

（1）防螨除螨。尘螨是世界范围内引发哮喘的重要因素，是我国大多数地区最常见的过敏原。致敏尘螨的种类很多，最常见的是屋尘螨和粉尘螨。屋尘螨以人体或动物脱落的皮屑为食，在床铺上和卧室地毯中繁殖较快。粉尘螨以各种粮食粉尘为食。尘螨最适宜的生存条件是：温度 17～30 ℃，相对湿度 75%～80%。尘螨的死亡条件是：温度 >35 ℃，或 <0 ℃连续 24 小时，湿度 <50% 或 >85% 则不能繁殖。根据尘螨生存的条件及食物来源，预防尘螨可遵循两个原则：改变环境的温度和湿度，断绝其食物来源。

① 降低室内相对湿度。控制湿度比控制温度更容易，将相对湿度控制在 50% 以下，是控制螨及其过敏原水平最常用的方法。相对湿度连续在 40%～50%，即使温度在 25～34 ℃时，5～11 天内成年螨也会因脱水而死亡。室内可使用高性能吸湿机或空调降低相对湿度，并经常清洗或更换空调积尘罩或网，减少尘螨滋生。

② 使用特殊的防螨材料包装床垫和枕头。理想的包装材料应是舒适、透气的织物，可渗透蒸气，并能阻止螨和螨过敏原通过。购买枕头和床垫包装材料时，织物的孔径非常重要。幼螨的宽度一般 >50 微米，织物直径 <20 微米可阻止所有螨通过。

③ 床上用品的清洗、烘干和干洗。座罩、枕套、床垫套等至少每 3 周以内用 ≥55 ℃热水洗一次，可杀死螨和去掉大多数螨过敏原。绝大多数螨过敏原是水溶性的，用温水或冷水清洗可除去，但绝大多数螨不能被杀死。烘干机干燥衣服要 >55 ℃，10 min 以上可以杀死所有的螨虫。

④ 窗帘和家庭软装饰物要勤更换、清洗。这些物品积聚了碎屑残片和保持潮湿，为螨繁殖提供了理想栖息地。在潮湿地区可不用窗（布）帘或遮光帘，应换为百叶窗。家庭装饰织物应换为乙烯树脂或皮革垫，家具可用木制家具。尽量不使用毛毯、地毯等易于生长螨虫的物品。使用地毯者应该每周真空吸尘一次，并经常更换吸尘器袋。常规真空吸尘可去除表面的螨和过敏原，但不能显著减少活螨的数量，也不能去除深藏的过敏原。切忌用蒸汽清洁地毯，这样会残留水分，反而促进螨虫生长。

⑤ 空气清洁与过滤。屋尘的主要成分是螨。螨过敏原主要附于直径大于 20 微米的灰尘颗粒上。空气流动使其成为气传颗粒，吸入后引起过敏。空气清洁或过滤时一定要让室内空气流动，让灰尘飘起，这样才能起到清洁或过

滤的作用。

⑥冷冻软玩具和小件物品。在－20～－17℃冷冻软玩具和小件物品（如枕头和特殊衣物）至少24小时，可有效杀死这些物品上的尘螨。北方地区，在寒冷的冬季将床垫和枕头在室外放置24小时也可以杀死螨虫。

（2）不在室内饲养猫、狗等宠物。小动物的身体有合适的温度、湿度，大量的皮屑也是尘螨丰富的食物来源，它们身体上滋生着大量的螨，并可携带到室内各个角落，到处传播。因此，在家里不要养任何带毛的动物。

（3）远离烟草烟雾。不论本人吸烟或被动吸烟，烟雾中的物质可刺激呼吸道诱发哮喘。所以不吸烟并避免接触。

（4）避免接触刺激性气体。哮喘患者应避免接触一些刺激性或有强烈气味的气体，如厨房油烟、二氧化硫、油漆、香水等。

（5）躲避花粉和真菌。在春夏、夏秋之交花粉较多的季节，哮喘患者外出活动时，最好躲开花朵集中的区域，或戴上口罩；也不要在潮湿地区久留，避开发霉的任何东西。

（6）特殊衣料。羊毛内衣、鸭绒背心、动物毛皮衣物及腈纶、漆纶等化学纤维衣料所制的衣服，都容易引起过敏，导致皮肤过敏及哮喘发作。故哮喘患者应尽量避免穿以上衣物，内衣以纯棉织品或蚕丝为宜。哮喘患者的床上用品也不宜用棉毯及羽绒制品。

（7）预防呼吸道感染。与外源性哮喘不同，内源性哮喘多与呼吸道感染等疾病相关。冬春天气寒冷，极易引起上呼吸道感染等常见病，从而导致哮喘发作。所以，有哮喘病史的患者应格外注意防寒保暖，特别要注意颈部的保暖，切勿过早减少衣服，避免着凉；保持良好的作息习惯，不可以过分疲劳；避免精神紧张和剧烈运动；可以进行适量的体质锻炼，做一些呼吸操，增加一定的呼吸运动，能够改善肺功能，降低哮喘患者的气道反应。

（8）要按照医生的医嘱应用药物。哮喘是一种慢性反复发作的疾病，需长期治疗，有些患者只采取应急手段，仅在哮喘发作时想起治疗，而在缓解期则不用任何药物。这样反复发作，久而久之会引起肺气肿、肺心病等严重并发症。为了巩固疗效，维持病情稳定，哮喘的现代治疗重点应放在缓解期。通过缓解期的治疗，可增强体质、提高机体免疫力和长久的抗病能力，彻底消除气道内的炎症，从而达到预防哮喘发作或治愈的目的。

（9）治疗过敏性鼻炎。流行病学研究表明，过敏性鼻炎与哮喘关系密切，过敏性鼻炎患者易患哮喘，而哮喘患者过敏性鼻炎的患病率高达 70% 以上，远高于一般人群。哮喘患者通过治疗过敏性鼻炎可减轻哮喘的症状、降低哮喘的发作频率。反之，会加重哮喘或造成哮喘难以控制。

（10）定期去医院检查身体及用药情况，甚至在你感觉没有问题时也要去。

（11）学习一些防治哮喘的基本知识。通过了解激发哮喘的因素、找出回避的方法来尽量避免哮喘急性发作外，对于一些难以避免的诱发因素，熟悉哮喘发作的先兆表现及相应的处理方法也十分重要。要了解平喘药物的作用、正确用量、用法、不良反应，并且掌握正确的吸入技术，在哮喘发作时，会简单地自我处理。了解在什么情况下应去医院急诊，以免延误病情。